Bircher-Benner Diätbücher

Handbuch für Rheuma- und Arthritiskranke

Echte Heilwege ohne Schmerzmittel

Über das Wesen der Rheumakrankheit
Moderne rheumatologische Forschung
Umfassende Anleitung zur Pflege und Diät
Speisepläne und Rezepte
aus dem Medizinischen Zentrum Bircher-Benner
CH-8784 Braunwald

Dr. med. Andres A. Bircher
Lektorat: Irène Hagmann

EDITION BIRCHER-BENNER
CH-8784 BRAUNWALD

Bircher-Benner Diätbücher

1. Handbuch für Multiple Sklerose-Kranke und gegen degenerative Nervenkrankheiten
2. Handbuch für Leber- und Gallenkranke
3. Handbuch für die Familie und das Kind
4. Handbuch für Frischsäfte, Rohkost und Früchtespeisen
5. Handbuch zur Steigerung der Abwehrkräfte und gegen Infektanfälligkeit
6. Handbuch für Bergsteiger und für den Sport
7. Handbuch für Diabetiker
8. Handbuch zur Verhütung und unterstützenden Therapie bei Lungenkrankheiten
9. Essensfreude ohne Kochsalz
10. Handbuch für Rheuma- und Arthritiskranke
11. Handbuch für Männer mit Prostataleiden
12. Handbuch für Nieren- und Blasenkranke
13. Handbuch für Venenleiden
14. Handbuch für Magen- und Darmkranke
15. Handbuch für die Ernährung in Schwangerschaft und Stillzeit
16. Handbuch für Frauenleiden und die Wechseljahre
17. Handbuch zur Verhütung und begleitenden Therapie der Krebskrankheit
18. Handbuch für Kopfschmerzen und Migräne
19. Handbuch für Herzkranke
20. Handbuch zur Überwindung von Angst und Depression
21. Handbuch für Hautkranke und Hautempfindliche
22. Handbuch für Stresskranke
23. Handbuch für Allergiekranke
24. Handbuch zur Verhütung von Demenz und Alzheimerkrankheit
25. Handbuch zur inneren Behandlung der Augenkrankheiten

Die Ergebnisse weltweiter Forschung sind in diesen Handbüchern ebenso berücksichtigt wie die mehr als 100jährige Entwicklung ärztlicher Kunst und Erfahrung in der bekannten Bircher-Benner-Klinik. Der Leser spürt auf Schritt und Tritt die hilfreiche Art des kundigen Arztes.

24. Auflage 2013

Alle Rechte, auch die des auszugsweisen Nachdrucks, der photomechanischen Wiedergabe und der Übersetzung vorbehalten.
info@bircher-benner.com   www.bircher-benner.com

© Copyright by Edition Bircher-Benner, CH-8784 Braunwald
® Die Handelsmarken Bircher und Bircher-Benner sind weltweit geschützt.
Printed in Germany

Die Ratschläge in diesem Buch sind von den Autoren und vom Verlag sorgfältig erwogen und geprüft, dennoch kann eine Garantie nicht übernommen werden. Eine Haftung der Autoren bzw. des Verlages für Personen-, Sach- und Vermögensschäden ist ausgeschlossen.

Einbandentwurf: Grafikzentrum Kösel
Gesamtherstellung: Gulde-Druck, Tübingen

Inhalt

Vorwort 7

Einleitung 9

    Was ist Rheuma? 9

    Ursprung des Rheumas ist die Erkrankung des weichen Bindegewebes (Mesenchym) 10

    Die biochemische Struktur des weichen Bindegewebes 12

    Die Verknüpfung des weichen Bindegewebes mit dem Hormonsystem und dem vegetativen Nervensystem 13

Das Experiment im Royal Free Hospital in London oder die wunderbare Wirkung der Bircherschen Rohkostbehandlung 15

    Die Patientin mit sekundär-chronischer Polyarthritis 16

    Grenzen der Heilungsmöglichkeiten 18

Wissenschaftliche Grundlagen der Ordnungstherapie der rheumatischen Krankheiten 22

    „Der rheumatische Formenkreis" 27

        Die chronische Polyarthritis (cP oder pcP) 27

        Die Spondylarthritis ankylosans (Morbus Bechterew) 28

        Die Psoriasisarthritis 28

        Die juvenile chronische Arthritis 29

        Die Kollagenosen oder Konnektivitiden 29

        Die Polymyalgia rheumatica 30

        Die Gicht 31

        Der Weichteilrheumatismus 31

        Infektiöse Arthritiden 31

        Die Arthrose 32

Die Behandlung der rheumatischen Krankheiten 33

    Die Ordnung der Nahrungsmittel, der Mahlzeiten und der Lebensweise .. 33

    Die Befreiung von Infektherden und Schwermetallbelastungen 36
    Die Physiotherapie 38
    Die Bewegungstherapie 38
    Die Hydrotherapie 39
    Der Kohlwickel 40
    Der Quarkwickel 40
    Die Heilerde 41
    Die Heublumen 41
    Der Fango 41
    Der Nackenguß nach Kneipp 42
    Der Lendenguß nach Kneipp 42
    Die Dampfkompresse nach Kneipp 42
    Pflanzliche Heilmittel bei Rheuma 43
    Die Behandlung von Infektionen 44

Die homöopathische Therapie 45

Die neue wissenschaftliche Akupunktur 48

Manualtherapie, Chiropraktik und Osteopathie 48

Die Neuraltherapie nach Huneke 49

Medikamentöse Behandlung 50

Die operative Behandlung 53

Der Heilplan 54
    Die Heildiät 54
    Zur Vorbeugung und zur Vermeidung von Rückfällen 55

Die vier Diätstufen 58
    Die Diätstufe I 58
    Die Diätstufe II 60
    Die Diätstufe III 62
    Kleine Austauschtabelle für tierische Produkte, die bei Diätstufe III
    weggelassen werden müssen 63
    Die Diätstufe IV 64

Die Rezepte 66

    Säfte 67

    Müesli 69

    Rohgemüse und Salate 72

    Salatsaucen 74

    Milcharten 77

    Butter, Pflanzenfette und Öle. Schonendes Kochen und Dämpfen 78

    Suppen 80

    Gemüse 85

    Salate von gekochten Gemüsen 95

    Kartoffelgerichte 97

    Getreidespeisen 100

    Saucen 105

    Belegte Brötchen 108

    Süßspeisen 109

    Gesundheits-Tees 115

Rezeptverzeichnis 117

Literaturverzeichnis 119

Sachregister 122

Vorwort zur 24. Auflage

Dieses Handbuch beruht einerseits auf einem großen Erfahrungsgut von Kranken, die durch die Birchersche Ordnungstherapie Heilung fanden; andererseits wurden die früheren Auflagen durch viele wertvolle Hinweise aus der Grundlagenforschung und durch klinische Ergebnisse der rheumatologischen Forschung ergänzt. Auch der diätetische Teil wurde sanft überarbeitet, ohne daß die hohe Qualität der Bircherschen Rezeptkunst verloren ging. Das Handbuch gibt den Kranken und ihren Angehörigen das unentbehrliche Wissen und die dringend nötige praktische Anleitung in die Hand, die es erfahrungsgemäß ermöglichen, den Krankheitsprozeß aufzuhalten und stetige Heilungsschritte einzuleiten.

Dem ganzheitlich behandelnden Arzt kann das Buch eine wertvolle Hilfe sein, wenn es um die Anleitung seiner Patienten zur Umstellung ihrer Lebensweise, zur Ordnungstherapie geht.

Seit Dr. med. Max Oscar Bircher-Benner wurde während rund hundert Jahren an der Bircher-Benner Klinik selbst und in privaten Arztpraxen die Ordnungstherapie der rheumatischen Krankheiten in sorgsamer Beobachtung der Heilungswirkungen erforscht. In all diesen Jahren waren die vielen tausend Patienten, die aus ihrer zur Verzweiflung führenden Krankheitsentwicklung herausfanden, unsere größten Lehrmeister. Mit starkem Willen zur Heilung führten sie die Anweisungen der Ordnungstherapie erfolgreich aus und ermöglichten die großen Erkenntnisse, die jetzt allmählich auch in der allgemeinen medizinischen Forschung bestätigt werden.

In der Neuordnung der Lebensweise hat die Ernährung eine erstrangige Bedeutung. Sie führt zu einer Regeneration der großen Regulationssysteme, zu einer neuen Öffnung zur Außenwelt und zu sich selbst, die erst das Ingangkommen der Heilungskräfte des Organismus, des Körpers und der Seele möglich werden läßt. Zitiert sei hierzu bloß eine Stelle aus Bircher-Benners Schrift „Vom Werden des neuen Arztes": „Die Wunder der Seele bleiben jenen verschlossen, die dauernd die Ernährungsgesetze missachten. Von der Ernährung hängen Kraft und Tiefe der inneren Erlebnisse ab – *das ist ihre eigentliche Bedeutung*. Sich um seinen Körper, um seine Ernährung zu kümmern, hat keinen Zweck, es sei denn, daß daraus eine neue Entfaltung, ein Erwachen innerer Kräfte entstehe."

Dr. med. Andres A. Bircher

Einleitung

Was ist Rheuma?

Die chronisch-rheumatische Gelenks- und Bindegewebsentzündung ist in der Regel keine dramatische oder gar tödliche Erkrankung und doch bringt sie mehr Leiden über die Menschen als viele lebensgefährliche Krankheiten und ist für die Betroffenen und ihre Umgebung eine oft sehr schmerzliche und langwierige Erfahrung.

Für Gesunde ist es schwierig, sich in das Leiden solcher in der ganzen Schwere betroffenen Menschen hineinzuversetzen. Sie mögen sich noch so tapfer im Leben bewährt haben – das nützt nun wenig. Wenn die Krankheit sie überfällt, werden sie von heftigen Schmerzen geplagt, in den Bewegungen eingeschränkt und unfähig für ihre Arbeit und für tägliche Verrichtungen, und dies oft gerade an der Wende ihres Lebens. Statt die Früchte ihrer lebenslangen Aktivitäten – erfolgreiche Berufsausübung, Kindererziehung, Familienbetreuung – ernten zu dürfen und sich einem etwas geruhsameren Dasein zu erfreuen, müssen diese Frauen und Männer von allem lassen. Sie bewegen sich mühselig an Stöcken oder im Rollstuhl oder werden gar bettlägrig; und immer sind da die großen Schmerzen. „Sich selbst und den anderen zur Last und zu gar nichts mehr nütze", hat sich einmal ein Patient ausgedrückt.

Lange Zeit hat die medizinische Forschung diese Krankheit vernachläßigt, sich auf Medikamente beschränkt, die – doch alle ähnlich – nur momentan lindern, aber nicht heilen konnten. Große Hoffnungen hatte man 1876 in die damals entdeckte, aus der Weide gewonnene Salicylsäure gelegt; später folgte eine Vielzahl synthetischer antirheumatischer Medikamente mit im Grunde ähnlicher Wirkungsart. Doch man kommt heute in der Rheumabehandlung wegen der geringeren Nebenwirkungen eher wieder auf die alte **Salicylsäure** zurück. Je stärker die Schmerzunterdrückung, desto größer die Gefahr von Nebenwirkungen, wie Magenblutungen, Magengeschwüre, Blutarmut u.a.m. Zudem läßt die Wirkung bei andauernder Einnahme nach. Besondere Gefahr besteht bei verborgenen Entzündungen und Geschwüren der Verdauungsorgane und bei Kindern, bei denen die Salicylsäure bei nur geringer, längerdauernder Überdosierung zu lebensgefährlicher Vergiftung mit Atemstörungen führen kann. Es gibt auch Hinweise, daß dieses Medikament mit der Zeit die Regulationszentren und das Bindegewebe schädigt und damit die Heilungschancen vermindert. Alle diese sogenannten nichtsteroidalen Antirheumatika hemmen das Enzym Prostaglandinsynthetase. Die Prostaglandine, in der Prostata entdeckte, aber im ganzen Organismus gebildete Hormone, vermitteln wesentliche Vorgänge der körpereigenen Abwehr gegen Infektionen und Tumore. Eine Dauertherapie mit den meisten Antirheumamitteln, denn sie gehören fast alle zu dieser Art, bedeutet also auch eine dauernde Hemmung wichtiger vitaler Abwehrvorgänge gegen Infektionen und Tumore, wie zum Beispiel die Fähigkeit der Entzündung zu ihrer Abwehr. Prostaglandine (E/F 2a) sind Entzündungsmediatoren, sie haben zu-

9

sammen mit Leukotrienen, Histamin und anderen Substanzen die Fähigkeit zur entzündlichen Abwehr gegen Eindringlinge und beginnende Tumorgewächse. Zudem stabilisieren sie die Blutplättchenmembranen und damit die Blutgerinnbarkeit, sie beeinflussen die Bildung des Nebenschilddrüsenhormons Parathormon, fördern die Bildung und den Fluß der Galle, und sie vermitteln die Fähigkeit zur Fieberbildung. Hemmen wir andauernd die rheumatische Entzündung, ohne daß es zu einer Heilung kommt, so schwächen wir wichtige Körpervorgänge und besonders die körpereigene Abwehr.

1949 wurde die **Hormonbehandlung** der Arthritis mit **Cortison und ACTH** entdeckt. In der Mayo-Klinik in den USA wurden noch nie dagewesene Erfolge in der Rheumabekämpfung schon durch wenige Hormoninjektionen erzielt und in Filmen festgehalten. Eine neue Hoffnungswelle ging damals durch die medizinische Welt. Über die bisherige Rheumabehandlung schrieb man, ihr größter Wert hätte darin gelegen, daß sie dem Patienten das Gefühl gab, es werde für ihn etwas getan. Jetzt aber würde das Zeitalter der Arthritisheilung eingeleitet, denn man glaubte, das Mittel zur echten Rheumaheilung gefunden zu haben. Leider zeigte es sich rasch, daß die Wirkung der Nebennierenrindenhormone genau so nur vorübergehend möglich war, wie dies bei den nichtsteroidalen Antirheumatika der Fall ist, und ihre Anwendung mußte wegen der bedeutenden Nebenwirkungen bald begrenzt werden. Ihr größter Nachteil ist die Hemmung der natürlichen Hormonbildung und Regulation in der Hypophyse, den Nebennieren, der Schilddrüse und den insulinbildenden Zellen der Bauchspeicheldrüsen, und dies auch bei sehr sorgsamer Dosierung.

Die klinisch-pharmakologische Rheumatologie ist in den alten, etwas resignierten Zustand zurückgekehrt, man beschränkt sich im wesentlichen auf Schmerzlinderung, Bäder und Kuren der bekannten Art. Doch eines ist klar geworden: Wir können chronische Krankheiten nicht durch die Unterdrückung der Symptome heilen.

Die ganze Ärzteschaft ist dazu aufgerufen, die wirklichen Krankheitsursachen zu erkennen und zu erforschen. Dann nämlich erst können Heilungswege gefunden und eingeleitet werden.

Diese Botschaft findet nun in der medizinischen Forschung der letzten Jahre ihren Niederschlag. Sie ist endlich verstanden worden. Trotz aller Unsicherheiten über die Entstehungsursachen der chronisch-rheumatischen Entzündung besteht heute Einigkeit darüber, daß dem Leiden eine Gesamtkrankheit des weichen Bindegewebes zugrunde liegt.

Ursprung des Rheumas ist die Erkrankung des weichen Bindegewebes (Mesenchym)

Dieses zarte Gewebe sondert eine Substanz ab, die für die gesamten Körpervorgänge von größter Bedeutung ist. Es ist die vom Molekularbiologen Pischinger in Wien (1990) erforschte **Grundsubstanz des weichen Bindegewebes**. Die gesamten Lebensvorgänge des Organismus werden durch diese Grundsubstanz reguliert.

Folgen wir nun der anatomischen und biochemischen Betrachtung Pischingers, damit wir die Anordnung und Bedeutung der Grundsubstanz als großartig angelegtes extrazelluläres Regulationssystem besser verstehen können: Besonders reich an Grundsubstanz und damit besonders reaktiv ist das lockere, „weiche" Bindegewebe. Das allerfrüheste Bindegewebe, durch welches die frühe embryonale Entwicklung und Ausdifferenzierung der menschlichen Form vermittelt wird, nennen wir in der Medizin Mesenchym.

Man glaubte früher, daß dieses mesenchymale Bindegewebe nach der vollendeten Ausreifung des Embryos zum derberen Bindegewebe des geborenen Menschen umgewandelt werde.

Dies ist jedoch, wie man heute weiß, nicht der Fall. Das zarte mesenchymale, an Grundsubstanz reichhaltige Bindegewebe bleibt zeitlebens erhalten. Es ist im ganzen Körper vorhanden und zeigt ein typisches Verteilungsmuster: Es begleitet alle, auch die kleinsten Blutgefäße, die Kapillaren, und bildet das sogenannte reticuläre, also netzförmige Gewebe, in welchem die weißen und roten Blutkörperchen gebildet werden. Wir finden es überall unter der äußersten Schicht unserer Haut und der Schleimhäute des Magendarmkanals und der Atemwege und der Lunge. Wir finden es in der Milz, im Lymphgewebe, im Fettgewebe, in der Schleimhaut der Gebärmutter, in den Eierstöcken und Hoden, in den empfindlichsten Teilen der Zähne und überall im Gehirn und Rückenmark.

Unsere Nervenfasern, Muskelfasern und Sehnenfasern sind in dieses lockere, grundsubstanzhaltige Bindegewebe eingebettet. Die Läppchen unserer sämtlichen Drüsen, der Keim-, Hormon- und Speicheldrüsen, der Brustdrüse, der Prostata, der Tränendrüsen usw. sind von weichem Bindegewebe unmittelbar umgeben. Auch die Umgebungsschicht der großen Gefäße, der Aorta und der Venen sowie derjenigen des Brustfells, des Bauchfells und des Herzbeutels, wie auch der Außenschicht des Herzens besteht aus diesem weichen Bindegewebe. Ebenso finden wir das Mesenchym in den weichen Hirnhäuten, die direkt auf der nervenzellentragenden grauen Substanz der Hirnrinde aufliegen. Die Gelenkinnenhaut, die Synovia, besteht weitgehend aus weichem, an Grundsubstanz reichem Bindegewebe, wie auch die innerste Schicht des Periosts, welches als sehr empfindliche Haut sämtliche Knochen überzieht und deren Wachstum und Heilung nach Knochenbrüchen reguliert.

Die Organe sind von bindegewebigen Organkapseln umgeben und werden durch sie gefestigt. Überall finden wir die Übergänge des weichen Bindegewebes zu den harten Bindegewebsstrukturen, wo das weiche, zarte, regulierende Gewebe die harten Strukturen bildet, festigt und erneuert, so über den Sehnen, den Sehnenplatten, den Bändern und der harten Hirnhaut, an der harten Lederschicht der Haut, der Hornhaut des Auges, am Knorpel, an den Knochen und in der Zahnsubstanz. In Begleitung der Gefäße und Nerven werden auch diese organartigen Strukturen mit lockerem Bindegewebe versorgt. Selbst der harte Knochen ist durchdrungen von feinen Kanälchen, den sogenannten Haverschen und Volkmannschen Kanälchen, und das Dentin der Zähne von sogenannten Dentinkanälchen, die ihre Fortsetzung selbst in feinen Poren des Zahnschmelzes finden.

Die Allgegenwärtigkeit und die Verteilung des weichen Bindegewebes illustriert eindrücklich dessen Aufgabe. Sie besteht darin, alle Zellen und alle Hartsubstanzen des Organismus zu regulieren und funktionstüchtig zu erhalten.

In der harten Bindegewebsschicht, die unsere gesamten Muskelschichten umgibt und schützt, findet man in nahen Abständen Lücken von 3–7 mm Durchmesser. Nur an diesen Stellen dringen, eingehüllt in lockeres Bindegewebe, Gefäße und Nerven in die tiefen Körperschichten ein. Heine (1988) konnte nachweisen, daß diese Durchdringungsstellen mit den Akupunkturpunkten der chinesischen Medizin identisch sind. Einzelne chinesische Ärzte sind in der Lage, über eine einzige an einem solchen Punkt gesetzte Nadel durch eine äußerst gekonnte, vibrierende Manipulation die Regulation weit entfernter Körperregionen zu beeinflussen.

Auch die Knochenschicht des menschlichen Schädels ist an den Akupunkturpunkten von kleinen, mit weichem Bindegewebe gefüllten Lücken durchdrungen. Durch sie dringen feine gewundene Bündel aus Blutgefäßen und Nerven, die in die Kopfhaut eintreten. Über solche Akupunkturpunkte kann die Funktion und Regeneration einzelner Regionen des Gehirns stimuliert werden (Yamamoto, 1993).

Die biochemische Struktur des weichen Bindegewebes

Es ist mir sehr wichtig, die biochemische Struktur der Grundsubstanz dieses alles durchdringenden weichen Bindegewebes ein wenig zu erklären: Sie besteht aus großen Molekülen, die aus Eiweiß- und Zuckeranteilen zusammengesetzt sind, den sogenannten Proteoglykanen. Diese Moleküle bilden ein komplexes Maschenwerk von hochdifferenzierter Anordnung. So bildet die Grundsubstanz eine Art Molekularsieb, durch das der gesamte Stoffwechsel von den Blutgefäßen zu den Zellen und umgekehrt hindurch muß. Die Porengröße dieses Filters wird durch die Dichte der Proteoglykane, durch deren biochemische Konzentration, durch geladene Teilchen (Elektrolyte) und durch den Säure-Basengehalt des weichen Bindegewebes reguliert. Je mehr negative Ladung die Grundsubstanz enthält, desto eher ist sie zum Austausch von Ionen, von geladenen chemischen Teilchen fähig.

So sind es denn die Proteoglykane der Grundsubstanz des weichen Bindegewebes, welche die elektrische Ladung und den Gewebsdruck im gesamten Bindegewebe bestimmen und regulieren. Es entsteht im weichen Bindegewebe eine elektrische Grundspannung, eine elektrische Ladung. Jede Veränderung der Qualität der Grundsubstanz bewirkt eine Änderung des elektrischen Potentials und damit der Funktion der Gewebe.

Die alles durchdringende Grundsubstanz verhält sich so nach Pischinger – wenn auch viel komplexer – ähnlich den Informationsleitungssystemen, wie wir sie in der Computertechnik kennen.

Keine Blutgefäße und keine Nervenendigungen können die Zellen des Körpers direkt erreichen. Kein Stoff, keine Information kann in die Zelle hinein oder aus der Zelle heraus gelangen, ohne durch die Grundsubstanz hindurch zu müssen und ohne von ihr reguliert zu werden.

Die Grundsubstanz, die den ganzen Körper durchdringt, kann auch mit einem Leitungssystem ähnlich einer Fiberglasoptik verglichen werden: Sie nimmt Information von außen auf und leitet sie zu den Zellen und umgekehrt. Sie ist sozusagen unser Informatiksystem. Die Bindegewebszelle des weichen Bindegewebes ist damit der Regulator des Flusses hochgeordneter Energie (Informationsenergie) des menschlichen Organismus, indem sie die Grundsubstanz laufend absondert und reguliert.

Wir haben gesehen, wie diese Grundsubstanz als ein im embryonalen Zustand verbleibendes Bindegewebe sämtliche Organzellen und zellulären Strukturen des Organismus umgibt und jegliche stoffliche und energetische Zufuhr und Ausfuhr aus den Zellen reguliert, indem sie die ordnenden Informationsimpulse an jede Zelle ständig weitergibt, an die Zellmembran, wo sie deren Ladung und eventuelle Entladung beeinflußt (Muskelspannung, Nervenspannung), oder über die membranständigen sogenannten zweiten Boten, die von hier aus die Aktivität der Gene regulieren (Heine und Schaeg, 1979). Somit ist der Weg des Informationsflusses im menschlichen Organismus einwandfrei nachgewiesen worden, der Weg, den die ordnenden Informationen durch alle Strukturen des Organismus beschreiben.

Die Verknüpfung des weichen Bindegewebes mit dem Hormonsystem und dem vegetativen Nervensystem

Das Grundsystem ist mit dem Hormonsystem und dem vegetativen Nervensystem eng verknüpft: Über die Kapillaren ist die Grundsubstanz an das System der endokrinen Drüsen (Hormondrüsen) angeschlossen. Die vegetativen Nervenendigungen enden blind in der Grundsubstanz. Beide Systeme, das hormonale und das neurovegetative Nervensystem, sind gemeinsam im Hirnstamm miteinander verschaltet. Auf diesem Wege werden über das Grundsystem übergeordnete Zentren wie das Gehirn und das Hormonsystem beeinflußt. Die weißen Blutkörperchen, die sich wie Amöben durch das Bindegewebe hindurchbewegen, können durch ihre Zellprodukte (Prostaglandine, Interleukine, Interferone, Proteasen, Proteaseinhibitoren u. a.) die Blutgefäßkapillaren, die vegetativen Nervenfasern und die Bindegewebszellen, welche die Grundsubstanz regulieren, gegenseitig beeinflussen. Daraus resultiert ein ungeheuer komplexes, vernetztes humorales System, wie es als wissenschaftlicher Vorläufer in der Säftelehre des Hippokrates, des Galen und des Paracelsus vor Jahrhunderten auf die damals eben mögliche einfache Weise beschrieben worden ist (Heine, 1990, in Pischinger).

Plötzlich können wir wissenschaftlich verstehen, warum an Rheuma leidende Menschen Veränderungen von Temperatur, Feuchtigkeit, Luftdruck, Luftladungen unterworfen sind, und warum so große Nahrungseinflüsse und so große seelische Einflüsse zu beobachten sind.

Die medizinische Wissenschaft hat gelernt, den Menschen als unglaublich komplex reguliertes, immer in seiner Gesamtheit reagierendes Wesen zu verstehen, sie hat gelernt, daß alle Bereiche der Lebensvorgänge von immateriellen, energetisch hochgeordneten energetischen Vorgängen reguliert werden. Die medizinische Wissenschaft ist reif geworden, das von Descartes eingeleitete Zeitalter des Maschinenmodells des Menschen zu überwinden. Wieder neu hat sie entdeckt, daß das Lebensprinzip und alle Lebensvorgänge nicht mit den materiellen biochemischen Vorgängen erklärbar sind, sondern immaterieller Natur sind.

Krankheit bedeutet einen Verlust der Ordnung in diesem komplexen biologischen System des menschlichen Organismus, Gesundheit bedeutet dessen Ordnung.

Krankheit erzeugt jeder Einfluß, der sich den Gesetzen der naturgegebenen biologischen Ordnung unseres Organismus widersetzt. Heilend wirkt jeder Einfluß oder Eingriff, der dazu angelegt ist, dessen Ordnung wieder herzustellen. Es wird klar verständlich, weshalb symptomunterdrückende Medikamente nicht heilen konnten. Hingegen wirkt jede Handlung, jede Therapie, die darauf ausgerichtet ist, die Ordnung des komplexen biologischen Systems unseres Organismus wieder herzustellen, in Richtung einer echten, dauerhaften Heilung. Wir nennen dies **Ordnungstherapie**.

Das neue Verständnis des menschlichen Organismus ist es, was dem Rheumakranken allen Grund zum Mut gibt, den großen Weg der Heilung seiner Krankheit einzuschlagen. Ein berechtigter Mut, denn wie wir sehen werden, sind heute der Erfahrungen genug vorhanden und sind der klinisch-wissenschaftlichen Beweise viele erbracht worden, daß eine starke Besserung des chronischen Rheumatismus und oft eine Heilung des Krankheitsprozesses möglich sind. Es ist die Aufgabe dieses kleinen Handbuches, dies aufzuzeigen und dem Rheumakranken das Rüstzeug zu vermitteln, damit er seinen Beitrag zur Heilung leisten kann. Dem behandelnden Arzt kann das Handbuch eine Hilfe sein, wenn es darum geht, seinen Patienten das nötige Wissen für den echten Heilungsprozeß zu vermitteln.

Das Experiment im Royal Free Hospital in London oder die wunderbare Heilwirkung der Bircherschen Rohkostbehandlung

Dem Gedanken, es sei möglich, eine schwere rheumatische Gelenkentzündung mit frischem Obst, Rohgemüse und Nüssen zu heilen, begegnen auch heute sehr viele Menschen – und auch viele Ärzte – mit großer Skepsis. Noch größer waren die Vorbehalte vor dem zweiten Weltkrieg, als man über die gesundheitlichen Wirkungen einer „natürlichen" Ernährung recht wenig wußte. Und doch wurde gerade damals (1936) ein Experiment durchgeführt, das die gesamte Forschung der Rheumatologie hätte in eine neue Richtung weisen können. Leider aber gingen durch die Ereignisse des Krieges und die Einführung der Hormone die hoffnungsvollen Ansätze verloren (siehe Kapitel „Wissenschaftliche Grundlagen der Ordnungstherapie der rheumatischen Krankheiten").

Weil das Experiment so sensationell war, möchten wir es hier etwas ausführlicher beschreiben und auch Fotos aus dem Film, der historische Bedeutung hat, zeigen. Es soll auch heutigen Rheumakranken Mut zu eigener Erfahrung machen, ist doch das Prinzip, die Ordnungstherapie, wiederholbar!

Und nun das Geschehen: In der Rheumaabteilung des Royal Free Hospital lag eine Patientin mit einer extremen chronisch-rheumatischen Gelenkentzündung. Sie war seit längerer Zeit bettlägerig und konnte sich nur noch sehr schwach, unter großen Schmerzen, bewegen. Die bekannten Maßnahmen brachten keine Besserung, kaum Linderung. In dieser hoffnungslosen Situation schlug einer der Spitalärzte vor, die Patientin nach Zürich in die Bircher-Benner-Klinik zu überweisen, wo sie mit einer diätetisch-physikalischen Therapie behandelt wurde und nach einigen Monaten vollständig geheilt nach London zurückkehren konnte. Die Ärzte im Royal Free Hospital bestätigten die überraschende Heilung und delegierten eine Ärztin nach Zürich, um die Heilbehandlung an Ort und Stelle zu studieren. Nach London zurückgekehrt, referierte sie über ihre Beobachtungen und erhielt dann eine Abteilung mit 20 Arthritis-Patienten zugewiesen, die sie nach der Bircherschen Methode behandeln sollte.

Als sich die ersten Erfolge einstellten, plante man, den Heilungsverlauf bei einer Anzahl von Kranken in einem Film festzuhalten. Die Arthritis mit ihren Veränderungen an den Bewegungsorganen (Gelenken) stellt filmtechnisch einen günstigen Sonderfall dar, denn die Schmerzhaftigkeit und die Veränderungen in den Bewegungen werden im Film sehr klar sichtbar. Bei schweren Fällen kann zusätzlich das Röntgenbild die Veränderungen an Knochen und Knorpeln festhalten.

Um eine eindeutige Beurteilung der Ergebnisse zu ermöglichen, wurden die ausgewählten Patientinnen und Patienten ausschließlich mit Diät, genau nach den

Zürcher Vorschriften, behandelt. Zu Beginn zwei Wochen strenge Rohkost, dann allmählich mit Zulagen von Vollgetreide, gedämpften Gemüsen, Schalenkartoffeln und Gemüsebouillon. Alle Linderungsmaßnahmen, insbesondere medikamentöser Art, wurden weggelassen. Für das Experiment wurden zwölf als unheilbar diagnostizierte Kranke mit akuter Primär- oder sekundär chronischer Arthritis gewählt. Das Ergebnis: siebenmal vollständige, dreimal teilweise und zweimal gar keine Rückgewinnung der Bewegungsfähigkeit. Alle zwölf weisen am Schluß der Behandlung einen wesentlich gebesserten Allgemeinzustand auf.

Über die Versuchsanordnung, den Verlauf und die Ergebnisse wurde in den Proceedings of the Royal Society of Medicine vol. XXX eingehend berichtet.

Die Patientin mit sekundär-chronischer Polyarthritis
Am bemerkenswertesten war der zehnte Fall, die Patientin Frau R. Sie war bei Behandlungsbeginn 55 Jahre alt, litt seit Jahren an sekundär-chronischer Polyarthritis im fünften Stadium und befand sich seit sechs Wochen in einem bemitleidenswerten Zustand: verkrümmte Finger, starre Gelenke mit deutlichen röntgenologischen Veränderungen, steifes Rückgrat, Unfähigkeit, sich aufzusetzen oder aufgesetzt sitzen zu bleiben, wegen der Bewegungsarmut stark abgemagert, gerade noch fähig, Arme und Beine ein kleines Stück weit zu heben, für alle Bedürfnisse auf Hilfspersonen angewiesen.

Diese Kranke sieht man nun im Film zunächst in ihrer ganzen Hinfälligkeit; die Gelenkveränderungen werden im Röntgenbild gezeigt. Genesungsaussichten scheint es kaum zu geben. Dann sieht man die Patientin im Verlaufe der Behandlung von Zeit zu Zeit wieder, wobei zum Vergleich immer die gleichen bestimmten Bewegungen ausgeführt wurden. Nach sechs Wochen – zwei Wochen strenger und vier Wochen gemilderter Diät – sind die Fortschritte nicht der Rede wert, sodaß die behandelnden Ärzte die Hoffnung aufgeben wollen. Die Kranke kann zwar ein Weilchen sitzen, und die Schmerzen sind etwas geringer geworden. Die Beweglichkeit jedoch ist immer noch minimal. Aber die Patientin selbst will weiterfahren. Sie spürt, daß „es kommt", daß die Selbstheilungskraft intensiver geworden ist.

Die Beharrlichkeit lohnt sich. Aber zunächst wird Frau R. auf eine harte Probe gestellt. Es tritt ein vermeintlicher „Rückfall" ein. Fieber und Schmerzen nehmen zu statt ab. Das ist eine von jenen kritischen Phasen in jedem Heilungsverlauf, die durch das Aufleben der Selbstheilungsvorgänge ausgelöst werden. Oft zeigen dann Fieber und Schmerzen an, daß der Organismus um seine Gesundung kämpft. Für Unwissende und Zögernde sieht das wie eine Verschlimmerung aus. In dieser Phase der Behandlung kommt es sehr darauf an, daß Arzt und Kranke Mut und Ausdauer beweisen, was hier in hervorragendem Maß der Fall war. Die Patientin hielt auch in dieser schwersten Phase, die in die 7. Woche fiel, beharrlich durch und wurde von der Ärztin voll unterstützt.

Von da an sehen wir die Bewegungsfähigkeit wachsen. Zunächst macht die Kranke Gehversuche, aufgehängt in einem Apparat, dann auf Schulterkrücken gestützt, langsam Schrittchen um Schrittchen. Fuß vor Fuß setzend (sie muß das Gehen neu lernen!), dann an zwei Handstöcken, später an einem Handstock, immer etwas beweglicher werdend. Immer noch wird Rohkost mit Zulagen als einzige Heilmaßnahme eingehalten, und die Hoffnung wächst mit den erzielten Fortschritten, auch wenn sie viel Zeit beanspruchen.

Aber die Patientin muß weiterhin Geduld üben. Am längsten braucht die Wiedergewinnung des Gleichgewichts beim Gehen.

Dieses muß mühsam neu erlernt werden. Die Gelenkknochen und -knorpel sind ja durchwegs verändert und können ihre ursprüngliche Gestalt nur teilweise, wenn überhaupt, zurückgewinnen. Ein Glück, daß der Organismus eine so große, fast unfaßbare Anpassungsfähigkeit hat. So erreicht die Patientin allmählich die Fähigkeit, die ausgestreckten Arme und Hände in Hüftbeuge bis zum Boden zu führen (Tiefbeuge), ohne umzufallen, was auch die Rückgewinnung der vollen Beweglichkeit in den Hüften beweist. Und schließlich kann sie sich ohne Stock oder Stütze fortbewegen.

Nach etwas mehr als einem Jahr kehrte die Patientin zu ihrer Familie heim. Sie konnte jetzt leichte Hausarbeit ausführen und sich selbst helfen. Dies ist die teilweise Rückgewinnung der Bewegungsfähigkeit, wovon im Schlußbericht für drei Fälle die Rede war. Die Beweglichkeit einer normalen, gesunden Frau ihres Alters ist allerdings bei weitem nicht erreicht; aber für die Kranke und für ihre Umgebung ist das Ergebnis ein „Wunder".

Erst zehn Jahre später hörten wir wieder von Frau R. Wir führten damals den Dokumentarfilm aus dem Royal Free Hospital in der Zürcher Klinik einigen englischen Gästen vor. Es war auch eine jüngere Frau dabei, die plötzlich – als die Arthritispatientin auf dem Bett liegend zu sehen war – ganz überrascht ausrief: „Why – that's my mother!" Von ihr erfuhren wir über die erstaunliche weitere Entwicklung des Gesundheitszustandes ihrer Mutter nach der Entlassung aus der Klinik. Sie könne jetzt, mit 66 Jahren, zwei Stunden hintereinander im Garten arbeiten und mit dem Spaten umgraben! Trotzdem die Diät nach ärztlicher Weisung stark gemildert war und bei Besuchen und gesellschaftlichen Anlässen immer wieder Lockerungen erfuhr, war die Besserung zuhause stetig und ohne Rückfall weiter fortgeschritten. Die Ausnahmen und Abweichungen wurden ohne Nachteil ertragen, nachdem die Selbstheilkräfte sich so positiv entwickelt hatten.

Frau R. hat durch ihr Beispiel auch die Frage beantwortet, ob denn ein Patient bei einer Nahrung, die zu vier Fünfteln aus pflanzlicher Frischkost besteht und fast nur pflanzliches Eiweiß enthält, nicht im Laufe der Monate völlig abmagern und von Kräften kommen wird? Müßte man jetzt nicht, nach allen Regeln der Diätetik, die Kost mit tierischem Eiweiß anreichern? Der Film zeigt den Gegenbeweis: Es können auch für einen bald 56jährigen Menschen bei der knappen, fast ausschließlich pflanzlichen Ernährung harmonische volle Körperformen aufgebaut und neue Kräfte entwickelt werden. Die Diät hat im Organismus das für die Heilung und Kräftigung Wichtigste wiederhergestellt: die *Ökonomie im Stoffwechsel*. Dieser Organismus, den man vorher erfolglos mit „kräftiger" Nahrung aufzubauen versuchte, vermag nun aus der Heildiät bei geringer Organbelastung wieder den vollen Nutzen zu ziehen; er kann „aus wenig viel machen" statt „aus viel wenig"!

Dieser Fall, ergänzt durch die weiteren elf Krankheitsverläufe des Experiments im Royal Free Hospital, ergibt natürlich noch keine umfangreiche Heilungsstatistik. Die Bedeutung des Films liegt vor allem in der eindeutigen Demonstration der Wirkungen einer Heildiät auf die Entwicklung der Selbstheilkräfte und autonomen Heilungsvorgänge, die notwendig sind, um die gesunde Ordnung im Organismus wiederherzustellen.

Grenzen der Heilungsmöglichkeiten
Leider kann ein schwer chronisch Kranker im fortgeschrittenen Stadium manchmal keine Heilung mehr finden. Es gibt Entartungszustände, zu denen die Selbstheilungsprozesse des Körpers keinen Zugang mehr haben. Das ist z. B. der Fall bei einer vollständigen Knochenversteifung.

Es ist deshalb ungemein wichtig, möglichst früh und umfassend einzugreifen. Man kann jedoch keine rasche Hilfe erwarten, weder durch natürliche physikalisch-diätetische noch – wo nötig – durch zusätzlich medikamentöse Behandlung, wenn jahrelang die Regulations- und Drüsensysteme im Organismus gelitten haben. Es bedarf geduldigen und konsequenten Einsatzes während Monaten oder Jahren, um dann noch eine wenigstens teilweise Heilung zu erreichen.

Was möglich ist, wenn man rechtzeitig handelt, soll die Geschichte von Frau W. zeigen. Die 55jährige, in der Umgebung Zürichs wohnhafte Lehrerin übte ihren Beruf noch aus, befürchtete aber, vorzeitig in den Ruhestand treten zu müssen, denn sie konnte wegen ihrer Kniegelenkarthritis oft kaum mehr die Schule erreichen. Ihren geliebten Beruf aufgeben zu müssen, bekümmerte sie sehr. Nachdem sie in der Bircher-Benner-Klinik den Film des Royal Free Hospital gesehen hatte, war sie fest entschlossen, ihre Gesundheit wieder zu erlangen. Sie führte zuhause die Anweisungen, wie sie in diesem Handbuch ausgeführt sind, strikte durch und erfuhr nach nur wenigen Wochen die Ausheilung der rheumatischen Knielenkentzündung. Sie konnte ihren Beruf bis zur normalen Pensionierung unbehindert weiter ausüben. Gelegentliches Wiederaufflackern der Entzündung zeigte sich bei besonderen Beanspruchungen und nach üppigen „Festessen"; die Störungen ließen sich aber durch die Einschaltung einer kürzeren Diätperiode rasch beheben.

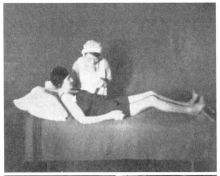
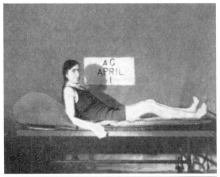
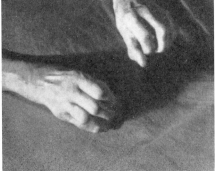
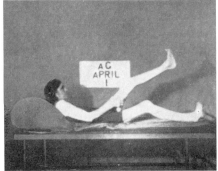

1 und 2: Aufnahme 20. Februar. Das erste Bild zeigt, wie weit sich die Patientin mit fremder Hilfe maximal aufrichten kann. Die Hände sind schwer deformiert.

3 und 4: Nach 6 Wochen. Beide Bilder zeigen einen noch sehr bescheidenen Fortschritt in der Rückgewinnung der Beweglichkeit.

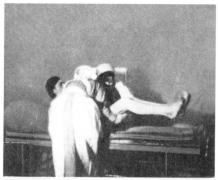
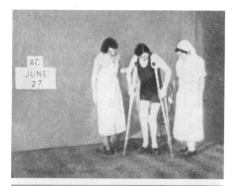
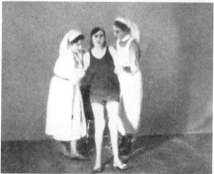
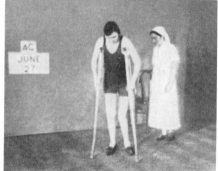
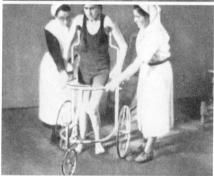
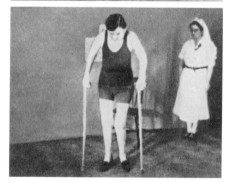

5 und 6: Am 1. April: Die Patientin kann gesetzt werden und während kurzer Zeit das Sitzen vertragen. Dabei übt sie ihre Knie- und Fußgelenke.

7: Am 5. Mai kann mit Gehversuchen in einem Apparat begonnen werden.

8: Am 27. Juni Beginn der Gehübungen an Achselkrücken

9: Die Kranke kann einige Meter weit an Achselkrücken vorankommen.

10: Einen Monat später (28. Juli) geht sie mit zwei Handstöcken.

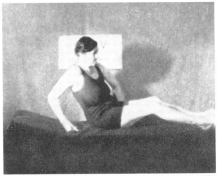
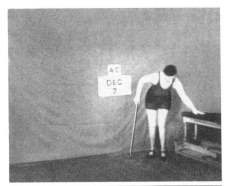
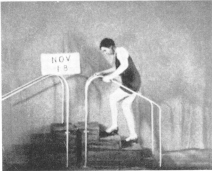
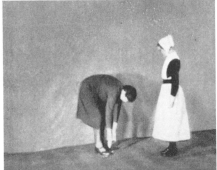
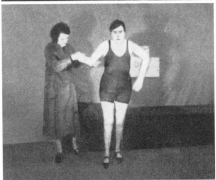
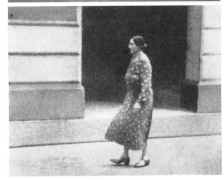

11 und 12: Am 18. November (nach 9 Monaten) sind normale Körpergestalt und ein beträchtliches Maß an Beweglichkeit zurückgewonnen.

13 und 14: Vierzehn Tage später (2. Dezember) langsamer Gang ohne Stock, nur an der Hand geführt. Selbständiges Sicherheben von einem Stuhl

15: Ein Jahr nach der Aufnahme (20. Februar) Tiefbeuge als Beweis der Rückgewinnung voller Beweglichkeit in den Hüften.

16: Entlassung am 20. April

Wissenschaftliche Grundlagen der Ordnungstherapie der rheumatischen Krankheiten

In den letzten Jahren mehren sich Studien, welche die Wirksamkeit der Ordnungstherapie und der Ernährung, wie sie von Bircher-Benner angegeben wurde (1905, 1906, 1936, 1937, 1938, 1939), belegen. Natürlich kann im Rahmen dieses Handbuches keine vollständige Aufzählung erfolgen, sodaß wir uns auf Arbeiten der letzten Jahre beschränken müssen. Dabei fällt auf, daß über die Untersuchung von Teilaspekten der Ernährung und zum Teil der Lebensordnungen in den letzten Jahren ein rascher Zugang zu den Wirkungen einer umfassenden Umstimmungstherapie des Grundsystems, zu einer Ordnungstherapie gefunden wird.

In den meisten europäischen Ländern sind ca 16% der Gesamtbevölkerung an chronischem Rheumatismus erkrankt; er steht an erster Stelle der chronischen Krankheiten. Wie fast alle chronischen Krankheiten wird das Rheuma immer häufiger. Man muß feststellen, daß das Rheumaproblem durch die allgemeine moderne Medizin nicht wirksam bekämpft worden ist.

Die Behandlung des Rheuma mittels Frischsaftfasten und anschließendem Übergang auf eine vegane und später lactovegetabile Diät geht auf Dr. Max Bircher-Benner zurück (1906, 1933, 1938). Eine seiner ersten Kasuistiken (Krankheitsgeschichten) betreffend die Heilung der Polyarthritis finden wir in der von Prof. Curt Adam herausgegebenen Zeitschrift „Die natürliche Heilweise im Rahmen der Gesamtmedizin" (Jena) folgendermaßen zusammengefaßt: „Der Patient, ein 35jähriger Ingenieur, war in den verflossenen fünf Jahren jedes Jahr an akuter Polyarthritis erkrankt; jede Attacke dauerte länger, und die fünfte ging in den subchronischen Zustand aus. Mit schmerzhaften Gelenkschwellungen und subfebrilen Temperaturen kam er zu mir (in die Klinik), nachdem die Salicylate erfolglos geblieben waren. Die Behandlung mit Heilernährung, Körperpflege und Lebensordnung, aber ohne Salicylate (ohne jegliche Medikamente), führte innerhalb von 3 Tagen zu einem Akutwerden der Polyarthritis. Die Temperatur stieg auf 40 °C. Während Wochen rasten die Entzündungsprozesse in zweimaligem Turnus durch alle Gelenke. Dann sank die Temperatur zur Norm, und es begann die Rekonvaleszenz, die zur vollen Gesundheit führte. Der Mann blieb fortan rheumafrei."

Anläßlich der Londoner Vorträge (in: „Ordnungsgesetze des Lebens",1938, 1977, 1984, 1989, 1999) forderte Bircher-Benner aufgrund seiner Erfahrung mit der ordnungstherapeutischen Behandlung einiger tausend Arthritispatienten: „Bei der Rheumabehandlung muß die Ordnungstherapie konsequent angewendet werden. Die Heilung des Darmherdes (der Darmbakterienflora) durch die Rohkostdiät soll durch die konsequente Sanierung der Mundherde im Zahnkieferbereich (Zahnwurzelabszesse, Amalgamplomben) und der Tonsillen (Mandeln) u. a. ergänzt werden. Hinzu kommt die Hydrotherapie (medizinische Wasseranwendung), Heilgymnastik, Massagen und Übungsbehandlung." (1936, 1937, 1938, 1938). In seiner letzten Schrift, die er einen Tag vor seinem Tode vollendete, beschäftigte er sich nochmals mit dem Rheumaproblem (1939). Bezüglich der Ursache formulierte er schließlich: „Im mißernährten, von Darm- und Mundherd aus mit Bakteriengiften und schließlich auch mit Streptokokken verseuchten Körper löst eine Angina als letzter Anstoß eine akute rheumatische Gelenkerkrankung aus."

Im Royal Free Hospital in London wurden vor dem 2. Weltkrieg Polyarthritiskranke unter Verzicht auf jegliche Medikamente nach den Anleitungen Birchers erfolgreich behandelt (Hare, 1936; Bircher, 1937); wir berichteten darüber im vorangehenden Kapitel. Von Noorden, Wien (1928, 1931) meldete ebenfalls positive Resultate mit der Rohkosttherapie bei rheumatischen Krankheiten. Die Ansätze der Einführung der Ordnungstherapie des Rheuma in der schulmedizinischen Behandlung sind leider durch die Ereignisse des zweiten Weltkrieges und die Einführung der Hormone verloren gegangen. Einzig Hoff, Graz, berichtete 1942 über äußerst positive Wirkungen der Rohkosttherapie bei ansonst therapieresistenter Polyarthritis.

Zimmermann veröffentlichte 1971 einen Bericht, worin er die Rohkosttherapie als ein bedeutendes „Umstimmungsmittel" für den Rheumapatienten bezeichnet. Er beschreibt dieselben Umstellungserscheinungen in Form von Kopfschmerzen, Unruhe, Gereiztheit und depressiver Verstimmung am 3. Tag der Therapie, die Bircher-Benner als Heilkrise gedeutet hatte, inzwischen bestätigt durch die chronobiologische Forschung. Er befolgte den Diätplan Birchers und erzielte damit eine Reduktion der Medikamente und eine deutliche Besserung der Bewegungsfähigkeit der Patienten.

Seit etlichen Jahren mehren sich nun die Studien, welche die Wirkung der Ernährungstherapie, wie sie Bircher-Benner angegeben hatte, bestätigen:

Wilhelmi (1993) stellte bei Mäusen und anderen Tieren einen bedeutenden Einfluß der Ernährung auf die Arthritis fest. Dabei induzierten Fette mit hohem Anteil an gesättigten Fettsäuren (Schweinefett) Osteoarthritis (die Knochen angreifende Arthritis) bei der Maus. Dasselbe war mit der Fütterung von Cholesterin zu erreichen. Olivenöl begünstigte die Arthritis in leichtem Grade, während die hochungesättigte Linolensäure (z. B. in kaltgepreßtem Distelöl, Leinöl, Sonnenblumenöl) dem negativen Effekt des Schweinefettes entgegen wirkte. Andere pflanzliche Öle oder Fischöl, das als einziges tierisches Fett auch ungesättigte Fettsäuren enthält, wirkten sich entzündungshemmend auf die Gelenke der Tiere aus. Eine kohlenhydratreiche Ernährung der Tiere verursachte dagegen nur die degenerative Arthrose sowie eine Hyperglykämie (Blutüberzuckerung). Diese bedeutet einen Risikofaktor für den Ausbruch einer rheumatischen Osteoarthritis beim Menschen und bei Mäusen und Ratten. Eine eiweißreiche Ernährung fördert die Entstehung einer die Gelenke zerstörenden Osteoarthritis beim Menschen.

Es wird heute nicht mehr bezweifelt, daß Nahrungsallergien zum Teil mit rheumatischen Krankheiten in Zusammenhang stehen (Van der Laar et al., 1992). De Vita und Bombardieri (1992) zeigten aber, daß das bloße strikte Weglassen der die Allergie auslösenden Antigene in der Diät, auch bei Zugabe der ungesättigten Fettsäuren des Typs Omega-3 und Omega-6, zwar gewisse entzündungsvermittelnde Substanzen im Blut (Leukotriene B 4 und Interleukin I) vermindert, daß damit jedoch höchstens eine ganz geringe Besserung der Beschwerden erzielt werden konnte.

Eine größere Zahl von Studien bestätigte die aus Tierversuchen gewonnenen Resultate über die Wirkung der hochungesättigten Fettsäuren gegen die rheumatische Entzündung (Robinson et al., 1991; Kremer et al., 1990, 1991; Sperling, 1989; Cleland et al., 1988 u. a.). Nielssen und seine Mitarbeiter (1992) konnten zeigen, daß die Zugabe von hochungesättigten Ölen zur normalen Ernährung zwar die Morgensteife und das allgemeine Befinden der Patienten etwas besserte; aber es gab keinen weiteren Einfluß auf den Verlauf der rheumatischen Polyarthritis. Dieses Resultat wurde seither verschiedentlich bestätigt (Kremer et al., 1991 u. a.). Tulleken und Mitarbeiter (1990) konnten nachweisen, daß nicht das Vitamin E diese Wirkung entfaltet, sondern es sind die Öle selbst. Beim Lupus erythematodes schließlich, bei welchem das eigene Körpergewebe allmählich entzündlich zerstört wird, konnte durch die tägliche Einnahme ungesättigter Öle eine deutliche Besserung der Entzündungs- und Schmerzzustände erzielt werden (Walton et al., 1991). Auch die Anfälligkeit rheumakranker Menschen auf kalte Finger, verbunden mit Gefühllosigkeit und Blässe (Morbus Raynaud), nahm bei einer Zugabe ungesättigter Öle zur Nahrung deutlich ab (Di Giacomo et al., 1989).

Bircher-Benner stellte schon vor 100 Jahren fest, daß ein konsequentes Weglassen von Milchprodukten und Weizen für die diätetische Heilung des Rheuma notwendig ist. Diese Notwendigkeit wurde auch in neuerer Zeit bestätigt (Seignalet et al., u. a. 1989). Eine in New Delhi 1988 mit 27 Polyarthritispatienten durchgeführte Studie (Beri et al.) ergab, daß eine von Getreide und Milch freie vegetarische Diät schon nach 2 Wochen bei 71% der Patienten eine signifikante Besserung der Schmerzen, der Beweglichkeit und des allgemeinen Befindens bewirkte.

Verschiedene Studien zeigten, daß bei alleinigem Fasten, ohne anschließendem Übergang auf eine vegetabile Diät, eine Besserung der Beschwerden nur während des Fastens auftritt. Sobald wieder normal gegessen wird, kommen die Beschwerden in unveränderter Form zurück (Skoldstam, 1991; Palmblad et al., 1991; Hafstrom et al., 1988 u. a.). Andererseits hatte Skoldstam bereits 1986 über die positive Wirkung des Fastens mit einer anschließenden veganen, d. h. von aller tierischen Nahrung freien Diät berichtet.

Einen Durchbruch in der Bestätigung der Bircherschen Rheumatherapie stellte schließlich eine 1991 von Kieldsen und Mitarbeitern an der Universität Oslo durchgeführte und in der renommierten Zeitschrift „The Lancet" publizierte kontrollierte Studie dar:

27 Patienten mit rheumatischer Arthritis (entzündliches Rheuma) unterzogen sich während 7–10 Tagen einem fast vollständigen Fasten. Danach erhielten sie während 3–5 Monaten eine glutenfreie, vegane Diät, d. h. eine Diät ohne jegliches tierische Eiweiß und ohne Weizen. Anschließend wurden der Nahrung vorsichtig stufenweise ganz wenig Frischmilchprodukte zugesetzt, sofern diese von den Patienten vertragen wurden. Die Patienten wurden weiterhin beobachtet. Eine Kontrollgruppe mit 26 in jeder Hinsicht vergleichbaren rheumakranken Menschen erhielt eine gewöhnliche Diät.

Schon nach vier Wochen zeigten die vegan ernährten Probanden eine signifikante Besserung der Anzahl der schmerzhaften Gelenke in einem allgemein anerkannten Index (Ritchie Index), in der Schmerzskala, in der Dauer der Morgensteife, in der Verspannungskraft der Glieder, in der Blutsenkungsreaktion, im C-reaktiven Protein (einem Entzündungsstoff des Blutes), im Bild der weißen Blutkörperchen und in einer allgemeinen Skala zur Erfassung des Gesamtbefindens. Bei den 26 Patienten der Kontrollgruppe, die sich normal ernährten und statt der 4 stationären Fastenwochen 4 Wochen in einem Erholungsheim üblicher Art verbracht hatten, verbesserte sich außer dem Wert der Schmerzskala kein anderer Parameter. Nach einem Jahr hatte die Diätgruppe noch immer dieselbe Verbesserung aller Parameter aufzuweisen, im Gegensatz zur Kontrollgruppe.

Zwei Jahre später untersuchte dieselbe Forschergruppe unter Leitung von Frau Prof. Haugen den Einfluß der Diät auf den Ernährungszustand bei zwei Gruppen von je 17 Patienten mit rheumatischer Polyarthritis:

Die Diätgruppe fastete wiederum vorerst für 7–10 Tage und erhielt dann während 3½ Monaten eine glutenfreie, von tierischen Produkten gänzlich freie Diät. Die andere Gruppe erhielt eine normale Ernährung. Die Werte des Körpermasse-Indexes (Gewicht) und die Hautfaltendicke der Diätgruppe waren nach dieser Zeit, im Vergleich zum Diätbeginn, signifikant vermindert, d. h. sie hatten deutlich an Körpergewicht und Unterhautfettgewebe abgenommen. Aber die Muskulatur, gemessen am Oberarm, hatte sich keineswegs vermindert. Schmerz, Beweglichkeit und Entzündungszeichen waren in der Diätgruppe stark gebessert. Ein dem Diabeteshormon Insulin ähnlicher Wachstumsfaktor (EGF 1) war in der Diätgruppe schon nach einem Monat deutlich reduziert, aber alle Parameter des Ernährungszustandes im Blut, wie das Serumalbumin (Bluteiweiß), das Hämoglobin (roter Blutfarbstoff), Ferritin (Gewebseisen) und die Spurenelemente Zink und Kupfer im Blutserum zeigten keinen Unterschied zwischen den zwei Gruppen. Damit konnte bewiesen werden, daß diese Art der Langzeitdiät keinen negativen Einfluß auf den Ernährungszustand der Patienten hatte, sich andererseits die Arthritis sehr deutlich besserte.

Dieselben Forscher untersuchten in Oslo (1991) bei 742 Rheumapatienten mittels einer Fragebogentechnik die Wirkung von Fasten und vegetarischer Diät, welche die Patienten aufgrund von selbst festgestellten Nahrungsunverträglichkeiten eingehalten hatten:

290 dieser Patienten litten an einer rheumatoiden Arthritis, 51 Patienten an juveniler rheumatischer Arthritis (einer Polyarthritisform des Kindesalters), 87 Patienten an einer ankylosierenden Spondylarthritis, dem sogenannten Morbus Bechterew; bei dieser Krankheit verkalken die Bänder der Wirbelsäule. 51 Patienten waren an einer Psoriasisarthritis erkrankt, d. h. an Gelenkentzündungen, die bei der Schuppenflechtenkrankheit vorkommen, 65 Patienten an einer Fibromyalgie, d. h. dem sogenannten Rheumatismus der Weichteile, wobei das gesamte Bindegewebe schmerzhaft wird; und 34 Patienten litten an einer Osteoarthritis, einer besonders schweren, die Gelenke zerstörenden Polyarthritisform. Zwischen 13 und 43% aller Patienten hatten Nahrungsunverträglichkeiten beobachtet bzw. bereits bestimmte Diäten versucht und dabei weniger Schmerz, Schwellung und Steifigkeit beobachtet. Die Untersuchung weist klar darauf hin, daß bei all diesen Formen des Rheuma Ernährungseinflüsse bestehen und wahrscheinlich bedeutend sind.

Studiert man alle diese neueren Arbeiten, so erkennt man leicht, daß ihre Resultate keine Widersprüche aufweisen. Die Resultate dieser und weiterer aktueller Studien bestätigen die wissenschaftliche Grundlage der von Bircher-Benner eingeführten Behandlungsmethode, die er aufgrund der Erfahrung an tausenden klinischer Heilungsverläufe beschrieben hat.

„Der rheumatische Formenkreis"

So bezeichnet die moderne Medizin alle Krankheiten, die Veränderungen an den Organen des Bewegungsapparats, den Gelenken, den Bändern, Muskeln, Sehnen und den gelenknahen Anteilen der Knochen verursachen. Bei all diesen Krankheiten ist aber der ganze Organismus krank. Je stärker die Entzündungserscheinungen sind, desto deutlicher zeigen sich auch die Krankheitserscheinungen der inneren Organe, der Haut und des Unterhautgewebes. Wie wir dargestellt haben, bildet aber die Erkrankung des weichen Bindegewebes und dessen Grundsubstanz den Beginn und die Basis aller rheumatischen Krankheiten, die sich mit massiven, destruktiven Entzündungen des Bindegewebes manifestieren.

Zum besseren Verständnis möchten wir im Folgenden ganz kurz auf die Einteilung der verschiedenen Rheumaformen eingehen:

Die chronische Polyarthritis (cP oder pcP)

Sie wird auch als rheumatoide Arthritis oder progredient (fortschreitend) chronische Polyarthritis bezeichnet. Es handelt sich um eine entzündliche Allgemeinerkrankung mit symmetrisch angeordneten Entzündungen an vielen Gelenken, die ohne geeignete Behandlung Jahre dauern und die Gelenke bleibend schädigen kann. Sie befällt zurzeit etwa 1% der Bevölkerung und 3 mal mehr Frauen als Männer. Am häufigsten beginnt sie zwischen dem 30. und dem 50. Altersjahr und tritt besonders in der Menopause auf. Sie kann aber in jedem Alter anfangen.

Oft lösen eine Unterleibsoperation, eine Infektion oder ein seelischer Schock sozusagen als Zweitursache die Krankheit aus. Es gibt Familien, deren Angehörige besonders zur cP neigen. Ihre Blutkörperchen tragen als Merkmal das Oberflächenantigen HLA-DR.

Am Beginn stehen meistens Müdigkeit, Appetitlosigkeit, Gewichtsverlust, leichtes Fieber, Durchblutungsstörungen und wandernde Schmerzen in Muskeln und Gelenken (Arthrismus), begleitet von Morgensteifigkeit. Manchmal aber erscheint sie über Nacht mit allen Symptomen in voller Stärke.

Später entzünden sich einzelne oder mehrere Gelenke massiv, besonders die mittleren Fingergelenke, die Hand- und Sprunggelenke. Meist ist am Anfang jede Bewegung äußerst schmerzhaft; bei fortgesetzter Bewegung lindern sich die Schmerzen. In der vollen Ausprägung können jegliche Gelenke befallen sein, auch diejenigen des Kiefers, der Halswirbel oder des Kreuzes. Die chronische Entzündung der Gelenkinnenhaut zerstört nach und nach die Gelenkstrukturen bis in den Knochen (Osteoarthritis), sodaß es zu teils gravierenden Entstellungen kommt.

Außerhalb der Gelenke entzünden sich auch Schleimbeutel und Sehnenscheiden, was zum Riß von Sehnen führen kann. Rheumaknoten finden sich u. a. besonders an den mittleren Fingergelenken.

Auch kommt es zu Entzündungen der Lymphknoten, des Brustfells oder des Herzbeutels, des Nagelfalzes und des inneren Lungengerüstes, ebenso zu Entzündungen im Muskelgewebe. Besonders heikel ist eine Entzündung der Gefäßinnenschichten (Vaskulitis). Erkrankt auch die Milz, spricht man von einem „Felty-Syndrom", sind dagegen die Tränen- und Speicheldrüsen befallen, von einem „Sjögren-Syndrom". Erkrankungen der Bindehaut der Augen und des Bindegewebes der Harnröhre nennt man „Reiter-Syndrom" (bzw. Fiessinger-Leroy-Reiter-Syndrom). Dieses wird oft von Infektionen ausgelöst.

Bei langer Dauer der chronischen Polyarthritis lagern sich große Mengen von Entzündungseiweißen in weite Schichten der Bindegewebe ein (Amyloidose).

Ohne geeignete Behandlung sind 20–70% der Polyarthritis-Kranken nach 10 Jahren teilweise invalid.

Je nach den Rheumafaktoren im Blut unterscheidet man eine sogenannt seropositive von einer seronegativen chronischen Polyarthritis. Bei ungeeigneter Behandlung weisen die Krankheiten ohne Rheumafaktoren im Blut (seronegativ) eine bessere Prognose auf.

Die Spondylarthritis ankylosans (Morbus Bechterew)

Sie wird auch als Spondylitis ankylopoetica bezeichnet. Es handelt sich ebenfalls um eine Allgemeinerkrankung des Bindegewebes mit besonderem Befall der Kreuzgelenke (Iliosakralgelenke) und der Bandstrukturen der ganzen Wirbelsäule. Gelenke der Extremitäten können miterkranken, aber weniger stark als bei der cP.

Männer erkranken 4–10 mal häufiger an einem Morbus Bechterew als Frauen. Die Krankheit beginnt hauptsächlich zwischen dem 15. und 40. Altersjahr. Wie die cP befällt sie etwa jeden tausendsten Menschen. Die familiäre Häufung ist etwas größer als bei der cP. (Zu etwa 90% findet man an den weißen Blutkörperchen das Oberflächenantigen HLA B-27.)

Am Anfang der Krankheit treten uncharakteristische Lenden- und Kreuzschmerzen auf, die oft in die Beine ausstrahlen. Meist sind die Steifigkeit und die Schmerzen nachts stärker und zwingen zu Bewegung. Es kann aber auch die ganze Wirbelsäule schmerzhaft sein. Nur selten beginnt der Morbus Bechterew an einzelnen Gelenken der Arme oder Beine.

Im weiteren Verlauf kommt es zu einer zunehmenden Verkalkung der Bänder der Wirbelsäule und des Kreuzgelenkes mit einer viel Leid verursachenden Versteifung des Rückens. Während Entzündungsschüben treten Fieber, Erschöpfung und Gewichtsverlust auf. Außerhalb des Bewegungsapparates befällt die Krankheit bei jedem vierten Menschen auch die Regenbogenhaut der Augen und – allerdings viel seltener – die Aortenklappe des Herzens. Die Wirbelkörper der schließlich in eine Art Kalkmantel (Bambusstab) eingehüllten Wirbelsäule werden weich (Osteoporose), sodaß es leichter zu Einrissen oder Wirbeleinbrüchen kommen kann als bei gesunden Menschen.

Ohne geeignete Behandlung nimmt nach 15–25 Jahren die Häufigkeit der entzündlichen Schübe ab. 9 von 10 Kranken können ihre Arbeitsfähigkeit erhalten. Zurück bleibt die Versteifung des Rückens und des Kreuzes, die als Steifigkeit der Hüften empfunden wird.

Die Psoriasisarthritis

Auch als Arthritis psoriatica oder Arthropathia psoriatica bezeichnet. Es handelt sich dabei um eine Gelenkentzündung, die im Zusammenhang mit der Schuppenflechtenkrankheit (Psoriasis) gesehen wird. Man unterscheidet eine sogenannte „periphere Form", die einer cP gleicht, von einer „axialen Form", die – wie der Morbus Bechterew – das „Achsenskelett", d. h. die Wirbelsäule und die Kreuzgelenke, befällt.

Meistens tritt die Psoriasis lange vor einer Gelenkentzündung auf. Die Schuppenflechte zeichnet sich durch scharf begrenzte rundliche, schuppende Entzündungsherde an unterschiedlichsten Stellen der Haut aus. Oft sind die Nagelbetten mitbefallen mit schmerzhafter Ablösung der Nägel.

Es gibt chronische Darmkrankheiten, die von Polyarthritis oder von Bechterew-Symptomen begleitet sein können. Hierzu gehören die Colitis ulcerosa, eine blutende, sehr schmerzhafte Entzündung des Dickdarmes, und der Morbus Crohn, eine narbig verlaufende chronische Entzündung des letzten Abschnittes des Dünndarms. Dies belegt in eindrücklicher Weise die Verwandtschaft dieser Krankheiten als allgemeine, die Gewebe zerstörende Bindegewebsentzündungen.

Viel seltener ist das Behçet-Syndrom. Bei dieser schweren Krankheit ist oft eine Polyarthritis vorhanden, begleitet von einer chronischen eitrigen Entzündung der Regenbogenhaut, von Geschwüren in der Mundhöhle und im Genitalbereich sowie Entzündungen der Venen oder der Hirnhäute.

Die juvenile chronische Arthritis (JCA)

Sie wird auch als juvenile rheumatische Arthritis bezeichnet. Dabei handelt es sich um die chronische Polyarthritis des Kindesalters. Sie ist bei Mädchen und Knaben fast gleich häufig und tritt meistens vor dem 5. Lebensjahr auf. Man unterscheidet eine sogenannte polyartikuläre Form, die jegliche Gelenke befallen kann, von einer systemischen Form (auch als Still-Syndrom bezeichnet). Bei der systemischen Erkrankung treten häufige Fieberschübe auf, begleitet von rotfleckigen Hautausschlägen und Lymphknoten-, von Milzschwellung und Blutarmut. Auch andere innere Organe können betroffen werden. Nach einer Dauer von über einem Jahr kommt es auch beim Kind zur Zerstörung und Verkrüppelung von Gelenken. Mädchen erkranken häufiger an der sogenannten seropositiven Form mit schlechterem Verlauf.

Auch die Spondylitis ankylosans (Bechterew) kommt im Kindesalter vor, meist bei Knaben in der Pubertät. Doch befällt sie zuerst die Gelenke der Arme und Beine und erst viel später die Wirbelsäule und das Kreuz.

Die Kollagenosen oder Konnektivitiden

Dies sind stark entzündlich verlaufende Allgemeinerkrankungen des Bindegewebes in vielen Organen. Die Krankheit befällt vor allem die Gefäße der Organe (Vaskulitis).

Hierzu rechnet man den sogenannten **Lupus erythematosus**, der seinen Namen rotfleckigen Entzündungsherden der Haut, vorab im Bereich des Gesichtes und der Nase verdankt. Er wird auch als Lupus erythematosus disseminatus oder LE oder LES und im Französischen als LED bezeichnet.

Die Krankheit befällt ca. 8 mal mehr Frauen als Männer und kann in jedem Lebensalter auftreten, am häufigsten aber zwischen 15 und 45 Jahren. In den USA erkranken auf eine Million Einwohner gerechnet etwa 27 Frauen an dieser schweren Krankheit. Auslösend können eine zu intensive Sonnenbestrahlung, eine Infektion oder auch gewisse Medikamente wirken. Selten findet man angeborene Defekte des Komplementsystems des Blutes (eines Teils des Abwehrsystems des Organismus).

Der LE beginnt meistens schleichend. Oft sind die Haut (zu 72%), viele Gelenke, die Nieren, das Brust- und Bauchfell oder der Herzbeutel befallen. Es besteht eine unerträgliche schmerzhafte allgemeine Steifigkeit, und an den Schleimhäuten treten schmerzende Geschwüre auf. Fast die Hälfte der Patientinnen leidet unter einer allgemeinen Schmerzhaftigkeit der Muskeln. Besonders gefährlich ist der Befall der Herzinnenschicht. Einen tragischen Verlauf nimmt die Krankheit, wenn auch das zentrale Nervensystem miterkrankt (Mononeuritis multiplex), was eine Wesensveränderung oder eine Epilepsie bewirken kann.

Eine besondere Form der Konnektivitiden ist die **Dermatomyositis**. Sie wird auch Polymyositis genannt. Dabei handelt es sich um einen ausgedehnten Befall der Bewegungsmuskulatur mit schmerzhafter Steifigkeit und Schwäche. Zu 60% wird auch die Haut mit Entzündungen verschiedener Hautregionen miteinbezogen.

Die Dermatomyositis ist seltener als der Lupus erythematodes (ca. 4 Kranke pro Million Einwohner und Jahr). Auslösend wirken oft Medikamente oder Infektionen. Bei älteren Menschen wird dagegen häufiger ein Krebs als auslösende Ursache festgestellt. Die Krankheit beginnt wie der Lupus erythematodes schleichend. Etwa 1/3 der Patienten leidet zusätzlich an relativ gutartigen Gelenkentzündungen.

Auch die sogenannte **Panarteriitis nodosa (PAN)** kann zu den Konnektivitiden gerechnet werden. Es kommt zu knotigen Entzündungen der mittelgroßen Arterien in mehreren Organen. Ohne geeignete Behandlung kann der Verlauf gefährlich sein.

Die PAN verläuft mit Gewichtsverlust und Fieber. Man unterscheidet eine gutartige Form, die vor allem in der Haut und in der Muskulatur abläuft, von einer sehr gefährlichen Form mit einem Befall unterschiedlichster Organe. Glücklicherweise ist sie viel seltener als die Polyarthritis.

Es gibt eine Konnektivitis, die zu einer Entzündung und zu einer schrumpfenden bindegewebigen Vernarbung verschiedenster Hautbezirke führt. Sie wird **Sklerodermie** oder progressive systemische Sklerose (PSS) genannt. Die Vernarbungsprozesse entstehen aber auch in den Gelenkkapseln, den Lungen, dem Herzen, den Nieren und häufig auch in kleineren und mittleren Arterien verschiedener Organe.

Frauen werden 4–5 mal häufiger befallen als Männer, am häufigsten im Alter von 30 bis 50 Jahren. Sie tritt etwa bei 5–12 Menschen pro Million Einwohner und Jahr auf. Eine Form mit Kalkeinlagerung in Entzündungsherden der Muskulatur, mit Schluckstörungen, Vernarbung der Haut der Finger, Gefäßerweiterungen und blaß und gefühllos werdenden Fingern bei großer Kälte (Raynaud-Phänomen) verläuft etwas günstiger und wird als CREST-Syndrom bezeichnet.

Die Polymyalgia rheumatica

Diese entzündliche, chronische Allgemeinerkrankung des älteren Menschen verursacht schmerzhafte Schwäche und Steifigkeit des Schulter- und Beckengürtels und eine allgemeine Schwäche. Sie befällt etwa doppelt so viele Frauen wie Männer und tritt meist erst nach dem 60.

Lebensjahr auf, in einer Häufigkeit von einer Erkrankten auf 20 000 Einwohner und Jahr. Sie verläuft meist mit Fieber, Schwäche, Gewichtsverlust, Depressionen, Kopfschmerzen, Morgensteifigkeit und ausgeprägtem Krankheitsgefühl.

Mit dieser Krankheit verwandt ist die sogenannte Polymyalgia mit Arteriitis temporalis Horton. Dabei sind die Schläfenarterien befallen, was zu massiven seitlichen Kopfschmerzen und Sehstörungen führt.

Die Gicht

Sie gehört zu den sogenannten Kristallarthritiden, da hier Harnsäurekristalle in die Gelenke eingelagert werden. Aus diesem Grund wird sie auch Urat-Gicht oder Arthritis urica genannt (Urat Harnsäure).

Die Gicht befällt etwa 0,3% der Bevölkerung und zu 95% Männer, meist nach dem 30. Altersjahr. Bei Frauen findet man die Gicht erst nach der Menopause. In der Regel ist sie die Folge einer fleischreichen Ernährung. Nur sehr selten findet man angeborene Stoffwechselstörungen oder einen Zerfall von Zellgewebe infolge anderer Krankheiten als Ursache.

Der akute Gichtanfall beginnt brutal, oft während der Nacht, und befällt meistens nur ein Gelenk, besonders häufig das Grundgelenk einer Großzehe. Ohne Behandlung dauert der äußerst schmerzhafte Gichtanfall einige Stunden bis Tage und verschwindet wieder, ohne Spuren zu hinterlassen. Auch die Knochenansätze der Sehnen, Sehnenscheiden oder Schleimbeutel können erkranken. Etwa 1/5 der Kranken leidet gleichzeitig an Harnsäure-Nierensteinen.

Als weitere rheumatische Erkrankung durch eine Stoffwechselstörung sei lediglich die Chondrocalzinose erwähnt, bei welcher – meist bei älteren Menschen – Kalziumphosphatkristalle in den Gelenken abgelagert werden. Sie ist außerordentlich häufig: Bei über 60jährigen Männern und Frauen tritt sie zu 6%, bei über 90jährigen zu 30–60% der Bevölkerung auf.

Der Weichteilrheumatismus

So bezeichnet werden schmerzhafte, degenerative Entzündungen außerhalb einzelner Gelenk- oder Sehnenstrukturen, wie der Tennisellbogen (Epicondylitis radialis) oder die Periarthropathie der Schulter (Periarthropathia humeroso-capularis). Auch das sogenannte Levator scapulae-Syndrom (chronische Schmerzen am oberen inneren Schulterblattwinkel) oder die infolge Sehnenscheidenentzündungen schnellenden Finger u.ä. gehören zu den Weichteilrheumatismen.

Davon unterscheidet man den **generalisierten Weichteilrheumatismus** (Fibrositis-Syndrom oder Fibromyalgiesyndrom), eine allgemeine entzündliche Schmerzhaftigkeit der Bindegewebe mit Druck- oder sogar Berührungsempfindlichkeit. Die Rheumatologie zählt auch die sogenannte „Zellulitis" des Unterhautfettgewebes (Pannikulose), die oft in Kosmetiksalons behandelt wird, hinzu.

Infektiöse Arthritiden

Dies sind durch Infektionskeime hervorgerufene Gelenkentzündungen. Sie müssen rasch diagnostiziert und geeignet behandelt werden, da sie zu einer Zerstörung der Gelenkstrukturen führen können. Neben verschiedenen Bakterien kann hier auch eine Tuberkulose nicht von vornherein ausgeschlossen werden. Unter gewissen Umständen können auch Pilze oder Viren die Gelenke befallen.

Das sogenannte **rheumatische Fieber** kann 3–4 Wochen nach einer Infektion der Gaumenmandeln oder der Zähne mit Streptokokken auftreten. Neben den Gelenken können sich auch die Nieren, das Gehirn und die Herzklappen entzünden und teils bleibende Schäden hinterlassen. Das rheumatische Fieber tritt am häufigsten im Kindesalter auf.

Nach verschiedensten Infektionen oder Durchfallerkrankungen kann es zu gutartigen (rheumatoiden) oder schwerer verlaufenden rheumatischen Erscheinungen kommen.

Die Arthrose

Sie ist die häufigste rheumatische Erkrankung. 50% aller Erwachsenen sind davon betroffen.

Es handelt sich um einen chronischen Prozeß im Bindegewebe, der zur Degeneration und Abnutzung der Gelenkknorpel führt. Je dünner die Knorpelschicht wird, desto mehr schmerzhafte Entzündungserscheinungen entstehen in und um die Gelenke. Schließlich wird der gelenknahe Knochen angegriffen, bildet Randleisten und degeneriert. Es gibt eine familiäre Veranlagung zur Arthrose. Meist ist sie jedoch die Folge einer allgemein verbreiteten Fehlernährung. Rheumaknoten treten dabei vor allem an den Fingerendgelenken auf.

Die Behandlung der rheumatischen Krankheiten

Die Ordnung der Nahrungsmittel, der Mahlzeiten und der Lebensweise

Da die Heilungsenergie der lebendigen pflanzlichen Rohkost mit dem Kalorienwert der Nahrungsstoffe nicht erklärbar ist, wurde – erstmals von Bircher-Benner – der in allen Bereichen der Physik anerkannte zweite Hauptsatz der Thermodynamik auf die Nahrung angewandt. Entscheidend für die im biologischen System, im menschlichen Organismus sich entfaltende ordnende und damit heilende Wirkung ist der Gehalt der Nahrung an hochgeordneter Energie. Nur hochgeordnete Energieformen sind in der Lage, Information zu speichern.

Bei der noch heute üblichen, aber längst überholten Kalorienrechnung berücksichtigt man ausschließlich die Wärmeenergie der Nahrung. Wärmeenergie ist ungeordnet, die Physik bezeichnet sie deshalb als chaotische Energie. Sie ist zu keinerlei Speicherung von Information fähig und kann folglich im Organismus keinerlei ordnende und damit heilende Wirkung entfalten. Die molekularbiologische Forschung (Pischinger, Heine, 1990) hat nachgewiesen, daß – genau wie in der Informatik – Information die einzige Möglichkeit ist, einem biologischen System, unserem Organismus also, eine biologisch ordnende und damit heilende Energie zuzuführen. Die von Bircher postulierte Lichtakkumulation der Pflanzengewebe hat sich in der zellbiologischen Forschung bestätigt. Nach der Entdeckung der sogenannten ultraschwachen Lichtstrahlung der Pflanzengewebe durch den russischen Biologen Gurwitsch wird heute in verschiedenen Zentren der Welt an der Photonenspeicherung der Zellgewebe geforscht. Dabei konnte nachgewiesen werden, daß das Innere der Pflanzenzelle einem ungeheuren Lichtraum entspricht, und daß sich Krankheiten wie zum Beispiel die Hepatitis B durch die Störung der natürlichen Lichtspektren der menschlichen Zellen übertragen lassen ohne jede Virusübertragung. Enzyme des Zellstoffwechsels werden durch geeignete Lichtspektren im UV-Bereich 10^{10} mal stärker aktiviert als durch die Zufuhr von Wärme.

Die Lichtakkumulation im Zellgewebe liegt im UV-Bereich und ist deshalb für das menschliche Auge nicht erkennbar. Die stärkste Lichtakkumulation findet in der genetischen Substanz, d. h. in der Doppelspirale der Riesenmoleküle der Erbsubstanz statt. Die DNA-Spirale dient als Hohlraumresonator für die rhythmische Verstärkung des Lichtes nach dem LASER-Prinzip. Dabei wird das Licht 10^4 mal verstärkt. Die Fähigkeit der Lichtspeicherung der Zelle wird heute als Resonatorgüte bezeichnet. Der russische Zellbiologe und Forscher Michailova äußert sich im Vorwort zu seinem die Experimente erläuternden Buch: „Die heutige Biologie hat im Verständnis wesentlicher Besonderheiten des Lebens große Erfolge errungen. Wie sich gezeigt hat, kommt es dabei nicht nur auf die Erfassung der Stoffwechselfunktionen an, sondern auf die Analyse der Informationsübertragung in biologischen Systemen ... Die Bedeutung der Informationsübertragung für die Erhaltung, aber auch die Zerstörung von Zellstrukturen geht zweifelsfrei aus den beschriebenen Experimenten hervor." Diese Experimente befassen sich mit der Lichtakkumulation und Lichtstrahlung der Zellen.

Die Akkumulation des Lichtes in der Pflanzennahrung, deren Abgabe an den menschlichen Organismus und deren ordnende, d. h. heilende Wirkung, wie sie im Zentrum der Ernährungslehre Bircher-Benners steht, sind heute in den Mittelpunkt der zellbiologischen Forschung gerückt.

Bircher-Benner teilte die Nahrungsmittel nach ihrem Gehalt an ordnender und heilender Wirkung in drei Gruppen ein:

1. Gruppe: Akkumulatoren 1. Ordnung:
Dies sind Nahrungsmittel, die in natürlichem Zustand genießbar sind. Dazu gehören Früchte, Beeren, Wurzeln, Salate, Nüsse, Mandeln, Getreidekörner und Kastanien, sowie die Muttermilch. Sie entfalten die größte ordnende und damit heilende Wirkung im Organismus.

2. Gruppe: Akkumulatoren 2. Ordnung:
Dies sind Nahrungsmittel, die durch ein Absterben oder Erhitzen der Zellen verändert worden sind. Dazu gehören das Brot, Gemüse aller Art und Kartoffeln, gekochte oder gebackene Getreidespeisen oder gekochtes Obst. Gekochte Milch, Frischkäse, Quark, Butter und Eier.

3. Gruppe: Akkumulatoren 3. Ordnung:
Dazu gehören alle Nahrungsmittel, deren Zellen längst tot sind oder die auf zerfallenden Substanzen gewachsen sind wie Pilze, Fleisch und Fisch jeder Art und Zubereitung und gereifter Käse.

Eine Nahrung, die ausschließlich aus Nahrungsmitteln der ersten Gruppe besteht, entfaltet erfahrungsgemäß die größte Heilungswirkung, sofern sie ganz frisch, in noch lebendigem Zustand aufgenommen wird.

1977 hat der Belgisch-Russische Forscher Ilya Prigogine (Prigogine et al. 2011) den Nobelpreis erhalten für seine Arbeiten über dissipative Strukturen. Man hatte festgestellt, dass die Biochemie der lebenden Zellen dem zweiten Hauptsatz der Thermodynamik, dem Entropiegesetz, nicht gehorcht, denn in den Zellen bildet sich spontan aus Chaos Ordnung. Aus kleinen Molekülen entstehen grosse, hochgeordnete Formationen, Riesenmoleküle, wie sie nur in Lebewesen zu finden sind.

Forscher der internationalen Akademie für Biophotonenforschung konnten nachweisen, dass die lebenden Zellen mit den Schwingungen des Sonnenlichts in gemeinsamer Resonanz stehen. So stimmen zum Beispiel die Wellen des Alpharhythmus des menschlichen Elektroenzephalogramms mit denjenigen des Sonnenlichtes genau überein. Gemeinsame Resonanz wird Kohärenz genannt. Das biologische System des Menschen ist mit dem Sonnenlicht in gemeinsamer Resonanz. Dadurch werden die biochemischen Vorgänge energetisch derart weit vom thermodynamischen Gleichgewicht entfernt, dass der Zweite Hauptsatz der Thermodynamik ungültig wird, der besagt, dass die Energien bei ihrer Umwandlung immer an Ordnung verlieren (Entropiegesetz). Durch die gemeinsame Resonanz mit dem Sonnenlicht bildet sich statt Chaos Ordnung, statt Degeneration Regeneration und Heilung.

Biophysiker haben gemessen, dass der LASER im Resonator der Molekülspiralen der DNA unserer Erbsubstanz sehr hoher Energie bedarf, damit er arbeitet und die Ordnung in unseren Zellen erhalten bleibt (Laserschwelle) (Popp F. A. et al. 1984).

Die Photosynthese ist der einzige Ort, welcher diese Energie biologisch verfügbar macht. Von da gelangt sie in alle Lebewesen auf der Erde und in unsere Zellen. Das Reaktionszentrum des Chlorophylls tritt mit dem Sonnenlicht in intensive Resonanz und überträgt diese in Form ultravioletter Lichtspektren in die Zellen des ganzen Pflanzenkörpers.

Die gemeinsame Resonanz unserer menschlichen Zellen mit dem Sonnenlicht muss ständig erneuert werden, um der spontanen Degeneration nach dem zweiten Hauptsatz der Thermodynamik zu entgehen.

Die einzige Möglichkeit, die gemeinsame Resonanz unserer etwa 50 Billionen Zellen mit dem Sonnenlicht zu erhalten, ist eine lebendige Nahrung aus Pflanzen, welche zur Photosynthese fähig sind (Lichtakkumulatoren erster Ordnung, pflanzliche Rohkost).

Zur Erhaltung der Gesundheit ist es also notwendig, die Mahlzeiten mit Nahrungsmitteln der ersten Gruppe der Lichtakkumulatoren zu beginnen. Dies erreichen wir ungezwungen, mit einer einfachen Umstellung der Ordnung der Mahlzeiten, indem wir mit Obst und Nüssen beginnen. Dann folgen die Salate und Rohgemüse und zuletzt die warm zubereiteten Speisen. Die Früchte gelangen bei leerem Magen entlang der Magenwände direkt in den Zwölffingerdarm. Untersuchungen haben gezeigt, daß die Früchte, wenn sie voraus genossen werden, die Flora der Darmbakterien in kräftiger Weise regulieren. Die nachfolgenden pflanzlichen Rohspeisen und erst recht die gekochten Speisen verbleiben viel länger im Magen. Man kann hier den Darm mit einer Eisenbahnlinie vergleichen. Da würde man auch nicht den Bummelzug zuerst und den Schnellzug hinterher auf den Weg schicken.

Bei dieser Nahrungsreihenfolge: Früchte, Salate, gekochte Speisen ist es nicht notwendig, die Speisen in der von Hay vorgeschlagenen Weise zu trennen. Der Körper bereitet die Verdauungsarbeit immer für diejenigen Speisen vor, welche wir am Beginn der Mahlzeit zu uns nehmen. Was wir zuerst essen, wird am sorgfältigsten verwertet.

Die Hauptmahlzeit soll wo immer möglich am Mittag eingenommen werden, begleitet von zwei leichten, frugalen Nebenmahlzeiten am Morgen und abends. Das Verdauungssystem benötigt Ruhepausen. Zwischenmahlzeiten sind in der Regel nicht nötig. Werden sie verlangt, so sind Früchte am geeignetsten. Die Mahlzeiten dürfen einfach sein, aber sie sollen ganz frisch zubereitet und schön angerichtet werden.

Die spontane Aktivität der vegetativen Systeme und der Hormondrüsen gehorcht streng dem Tagesgeschehen in der Natur. Am Morgen sind die Hormonwerte tief. Dem Sonnenstand folgend, nehmen sie allmählich zu und erreichen ihr Maximum am Mittag. Gegen den Abend werden die Körperfunktionen wieder gedrosselt.

Während aller Wach- und Ruhezeiten haben unsere Organe und die ihnen zugeordneten Funktionskreise der äußeren Körperschichten (bestimmte Muskel- und Sehnenschichten, die mit dem betreffenden Organ in Verbindung stehen) ihre besonderen Aktivitäts- und Ruhephasen. Sie beeinflussen sich zudem gegenseitig in der Art und Weise, daß eine ungenügende Erholung des einen Organsystems eine Schwäche im zeitlich nachfolgenden Organsystem zur Folge hat. Die aufeinanderfolgenden Aktivitäts- und Ruhephasen sind sorgfältig aufeinander abgestimmt.

Diese zircadiane Rhythmizität ist in allen Lebewesen vorhanden und äußerst tief verwurzelt. Sie reguliert alle unsere Körperfunktionen und ordnet die täglichen

Funktionen. Auch seelische Empfindungen, wie Freude, Angst, Besorgtheit, Zorn oder Traurigkeit stehen mit diesen Tagesregulationsvorgängen in Zusammenhang. Je nach den Tageszeiten sind uns die einen oder anderen dieser Empfindungsqualitäten nah oder fern. Entsprechend verhalten sich die Schlaf- und Traumphasen.

Die Tagesrhythmizität ist in dieser Art und Weise auch für die seelische Hygiene, die Erhaltung der seelischen Gesundheit von großer Bedeutung. Die Funktion der Regulationsvorgänge ist von vitaler Bedeutung. Diese sind aber störungsanfällig. Wir können sie nicht manipulieren, sie nicht ungestraft missachten. Tun wir dies, so schwächen wir die uns innewohnende Heilungskraft jeden Tag.

Die Befreiung von Infektherden und Schwermetallbelastungen

Schon 1938 bemerkte Bircher-Benner, daß es immer wieder Menschen gibt, die nicht in der Lage sind, auf die Diät anzusprechen. Eine solche Therapieresistenz findet man dann, wenn der Patient seine biologische Regulationsfähigkeit bereits verloren hat. In diesen Fällen liegt eine Herdbelastung vor, meist im Zahnkieferbereich oder in den Mandeln. Die Reaktionsblockade zeigt sich dann bei Versuchen mit einer regulativen Therapie, wie etwa der Homöopathie oder der Akupunktur in gleicher Weise wie bei der Ernährungstherapie.

Bei einem solchen Verlauf muß eine konsequente Störfeldsanierung im Sinne der neuraltherapeutischen Schule (Huneke, Hopfer, Bergsmann, 1991; Perger, 1991; Dosch, 1986) durchgeführt werden. Im Zahnkieferbereich muß eine Entfernung der Zahnherde und des Amalgams erfolgen.

Die chronische Vergiftung der Bevölkerung mit Schwermetallen, im besonderen mit Quecksilber durch die Amalgamplombierung der Zähne, ist ein noch anstehendes, derart gewaltiges medizinisches und gesundheitspolitisches Problem, daß es nicht erstaunen muß, wie hartnäckig noch immer versucht wird, das Thema zu ignorieren. Schon vor mehr als 200 Jahren wurde in China die Einlage von Amalgamlegierungen in die Zähne verboten. Als sie anfangs dieses Jahrhunderts wegen der geringen Kosten in der Zahnmedizin in Europa wieder eingeführt werden sollte, fand man Bircher-Benner unter den großen Gegnern.

Ist es nicht erstaunlich, um nicht zu sagen absurd, daß heute nicht die geringsten Spuren von Quecksilber in den Mülleimer gelangen dürfen, daß es aber noch immer erlaubt ist, große Mengen Quecksilber in die Zähne einzulegen?

Das Email der Zähne ist keine tote Substanz und schon gar nicht das darunterliegende Dentin. Beide Zahnbestandteile sind von der Grundsubstanz des zarten Bindegewebes durchzogen. Auch im harten, weißen Zahnschmelz befinden sich tausende feiner Kanälchen; von da aus wird er ernährt und gesund erhalten. Schwermetalle gelangen durch die Grundsubstanz des Bindegewebes in die Zahnwurzeln und in das Blut. Sie werden in alle Gewebe, besonders aber auch in die Knochen und Nervenganglien eingelagert und führen zu einer stetig zunehmenden Blockierung der Körperregulationen. Im Kapitel über die Homöopathie werden die Beschwerden bei einer Amalgambelastung und deren Rolle als Mitursache des Rheumas beschrieben. Die Amalgamkrankheit ist meistens lange Zeit kompensiert. Oft aus einer ganz anderen Ursache, etwa bei einem seelischen Schock, einer Infektion oder einem Unfall, brechen die Regulationssysteme zusammen. Der betroffene Mensch gerät in eine seelische Depression mit schwerster körperlicher Erschöpfung, die dann meist falsch gedeutet wird, weil man nur die auslösende und nicht die Grundursache erkennt. In diesem dekompensierten Zustand liegen in der Regel bedeutende rheumatische Beschwerden vor.

Eine Amalgamentfernung muß in dieser Situation in kleinen Schritten und sehr sorgsam erfolgen, da beim Herauslösen der Plomben zusätzliche Quecksilberwirkungen frei werden. Dabei benötigt der Körper die Unterstützung von Selen, Zink und eines zusätzlichen Angebots der Vitamine A, D, C und E.

Manche Zahngoldlegierungen enthalten das ebenfalls sehr toxische Palladium. Auch solche Plomben oder Kronen müssen ersetzt werden.

Nach der vollständigen Entfernung der Zahnplomben müssen die Schwermetalle unter sorgsamer Kontrolle mittels Chelatbindnern (DMSA, DMPS) und unterschiedlichen Toxin absorbierenden Mitteln (Froximun, Chlorella) Koreandertinktur und aufsteigenden homöopathischen Potenzen aus dem Gewebe herausgelöst werden. Zink und Selen müssen dabei substituiert werden Man spricht hier von einer Ausleitung. Und schon während dieser Zeit sind die Rheumadiät und eine vermehrte Flüssigkeitsaufnahme besonders wichtig.

Die Quecksilberhaltigen Amalgamfüllungen dringen in die Zahnwurzeln ein und töten über kurz oder lang die Nerven ab. Die zahntechnisch gefüllten Wurzeln toter, bekronter Zähne weisen oft Entzündungsherde auf, die den Knochen auflösen und deren Fäulniskeime hochgiftige Substanzen freisetzen. Sie müssen von speziell geschulten Zahnärzten konsequent aufgespürt werden. Meistens muß dann ein solcher Zahn entfernt werden. Gelegentlich genügt eine sogenannte Wurzelspitzenresektion, d. h. eine kleine Operation, bei welcher die Spitze der Zahnwurzel mit dem Entzündungsherd vom Kiefer her sorgsam entfernt wird.

Nach der gelungenen Herd- und Schwermetallsanierung darf eine volle Diätwirkung erwartet werden.

Bircher-Benner betrachtete zu Recht den Darm als eigenen Herd, als eigenes Störfeld. Die Darmschleimhaut, deren Fläche etwa derjenigen eines Schulhausplatzes entspricht, ist in einer minutiösen Fältelung in das Darmrohr eingelagert. Sie ist durchdrungen von Lymphfollikeln, von kleinsten Lymphzellfeldern, die dazu dienen, die körpereigene Substanz von der im Darmrohr dauernd vorhandenen körperfremden zu unterscheiden.

Untersuchungen der Darmschleimhaut haben ergeben, daß nach jeder Aufnahme gekochter Nahrung und besonders nach jeder Mahlzeit mit tierischen Nahrungsmitteln gewaltige Mengen weißer Blutkörperchen aus dem Blut in die Darmschleimhaut auswandern. Sie dienen zur Unterscheidung von fremd und eigen und zur Abwehr der fremden, für den Körper nicht verträglichen Nahrungsstoffe. Diese Darmleukozytose nach der Mahlzeit ist gefolgt von einer Blutleukozytose, d. h. von einem starken Anstieg der Zahl der weißen Blutkörperchen im Blut.

Interessant ist, daß nach einer Mahlzeit mit ausschließlich pflanzlicher Rohkost diese Leukozytose weder im Darm noch im Blut auftritt. Man versteht dies als eine bedeutende weitere Erhärtung der Annahme, daß die pflanzliche Rohkost die phylogenetische Urnahrung des Menschen ist.

Mit zunehmender Denaturierung der Nahrungsbestandteile nimmt die Verdauungsleukozytose zu, aber auch bei der Aufnahme tierischen Fremdeiweißes.

Man versteht dies so, daß die Unterscheidung der tierischen Fremdeiweiße von unseren eigenen eine schwierige Aufgabe ist, die unser Immunsystem massiv belastet.

Die Oberfläche der Darmschleimhaut hat unendlich viele Bindungsstellen für bestimmte Bakterienarten. Sie ist im gesunden Zustand – ähnlich einer üppigen Blumenwiese – von einer ganz bestimmten Bakterienflora dicht überzogen. Ohne diese Darmflora wären wir nicht lebensfähig. Bei einer eiweißreichen Nahrung entsteht Darmfäulnis. Das Milieu im Darm verhindert das Wachstum physiologischer Bakterien und erlaubt zunehmend eine Überwucherung mit krankem, Fäulnis verursachendem Bakterienrasen. Mit der Zeit verliert der Körper die Unterscheidungsfähigkeit. Die Darmschleimhaut wird für Nahrungsallergene durchlässig (leaky-gutt Syndrom). Körperfremde Stoffe gelangen ins Blut und ins Gewebe und erzeugen Allergien und Vergiftungen mit Fäulnisgiften von zerfallenden Bakterien, Hefepilzen und verfaulten Nahrungsstoffen. Die Leber, die über die Pfortadern diese Gifte täglich aufnehmen und entgiften muß, wird überfordert und geschädigt. Die von ihr abgesonderte Galle leidet bald an ihrer Qualität, sodaß die Verdauung der Nahrung noch schlechter wird. Es entsteht bei der allgemein üblichen Fehlernährung ein Teufelskreis zwischen Darm und Leber, eine Überlastung des sogenannten enterohepatischen Kreislaufs. Ein in dieser Weise geschädigter Darm wird im Körper zu einem immensen Krankheitsherd, zu einem großen Störfeld. Die rohe pflanzliche Frischkost ist in dieser Situation die einzige, aber auch eine sehr zuverlässige und hochwirksame Therapie, die nur selten durch die Darmsymbiose lenkende Präparate ergänzt werden muss. Und die Heilung des Darmherdes ist eine Grundvoraussetzung für die Heilung aller rheumatischen Krankheiten.

Die Physiotherapie

Im Rahmen dieses Handbuches können wir diese therapeutische Kunst nur kurz und unvollständig erklären.

Die Bewegungstherapie
Sie hat vor allem drei Aufgaben:

1. Im entzündlichen Stadium kann die Physiotherapie dazu beitragen, den Schmerz zu lindern. Dabei sind Umschläge, Wickel und Packungen eine große Hilfe.

2. Die Beweglichkeit der Gelenke muß erhalten und wieder zurückgewonnen werden. Ist die Entzündung des Bindegewebes der betroffenen Gelenkkapsel abgeklungen, so bleibt diese mehr oder weniger vernarbt. Bewegt man das Gelenk, ist es zwar nicht mehr schmerzhaft. Da aber die Kapsel zu eng geworden ist, können die Knorpel der Gelenkflächen nicht mehr richtig übereinander gleiten; sie haben zueinander eine Fehlstellung. Oft schnappen oder knacken dann die Gelenke beim Versuch, sie zu bewegen. Sie können dieses Schnappen verhindern, wenn Sie während des Bewegens kräftig am körperfernen Glied ziehen. Indem Sie mehrmals am Tag diesen Zug vorsichtig und liebevoll ausüben, können Sie Ihrem kranken Gelenk bereits Erleichterung verschaffen. Der manualtherapeutisch ausgebildete Physiotherapeut wird Ihnen den Handgriff zeigen und ihn selbst in gekonnter Weise ausführen. Ist die Gelenkkapsel sehr derb und vernarbt, so führt eine gleichzeitig alle zwei Wochen durchgeführte Neuraltherapie an der Gelenkkapsel und in das Gelenk zum Ziel.

Stets erschlafft die Bewegungsmuskulatur eines betroffenen Gelenks, da sie während des Schmerzzustandes zu sehr geschont werden mußte. Der Physiotherapeut wird Ihnen kräftigende (isometrische) Übungen zeigen.

Allerdings gibt es noch eine andere Art Muskulatur. Jeder Muskel des Körpers, der für die korrekte statische Haltung zuständig ist, gehört hierzu. Diese Haltungsmuskeln verkürzen sich bei mangelnder Bewegung und Dehnung. Es bilden sich derbe, sehr schmerzhafte Knoten. Hier wird der Physiotherapeut unter Ihrer sorgsamen Mitarbeit eine schrittweise vorsichtige Dehnung durchführen.

Die neuromuskuläre Technik der Manualtherapie kann in diesem Fall – besonders wenn die Gelenke noch schmerzhaft sind – eine große Hilfe sein. Die schmerzhaften Verhärtungen der Muskulatur (Myogelosen) und der meist gleichzeitig bestehende entzündliche Reizzustand der Sehnenansätze an den Knochen können mit dem therapeutischen Ultraschall angegangen werden. Viel wirksamer ist hier jedoch die Neuraltherapie.

Erst wenn alle diese Irritationen wirksam behandelt sind, kann die Beweglichkeit vergrößert und erhalten werden.

3. Eine statisch korrekte Haltung und ein flüssiger Gang gehen im rheumatischen Zustand verloren. Sie können und müssen wieder neu erlernt werden, was aber erst möglich ist, wenn die Gelenke genügend beweglich sind.

Die Hydrotherapie
Im entzündlichen Stadium sind meistens kalte Anwendungen angezeigt. Man kann aber am besten selbst spüren, ob Kälte oder Wärme richtig ist.

Langdauernde kalte Auflagen wirken nur in hochakuten Stadien entzündungshemmend. Ein ganz kurzes Übergießen mit kaltem Wasser (Guß) regt die Durchblutung stark an und bewirkt eine tiefe innere Aufwärmung, sofern der begossene Körperteil und der ganze Körper vorher gut warm waren. Nur nach gründlicher Durchwärmung in der Dusche, im Bad oder mit Trockenbürsten der Haut können kalte Güsse günstig wirken. Fühlen Sie sich schwach, so ist Vorsicht geboten, denn der Kältereiz darf nicht zu stark bemessen sein.

Im entzündlichen Stadium des Rheuma wirken Waschungen mit dem kalten Waschlappen, kühle Wickel mit Weißkohlblättern oder Quark oder kalte Güsse von 1 Sekunde Dauer nach genügender vorheriger Aufwärmung positiv.

Ist die Entzündung bereits viel weniger akut (weniger heiß), so können Teil- oder Vollbäder mit 10 Tropfen reiner Lavendel- oder Wachholderessenz sehr wohltun, da sie die Durchblutung des kranken Gewebes fördern. Das Bad kann zur Durchblutungsförderung mit einem kurzen kalten Wasserguß abgeschlossen werden.

Bei nicht entzündlichen rheumatischen Schmerzen haben sich Dampfkompressen oder das Auflegen eines warmen Heublumensackes bewährt.

Bei allen Wickeln ist es notwendig, um die umwickelte Stelle eine feuchtigkeitsdichte Plastik- oder Gummischicht und darüber eine Wolldecke zu legen. Naßkalte Auflagen sollen solange belassen werden, bis in der behandelten Körperregion eine kräftige innere Durchwärmung einsetzt. Warme Auflagen sollte man entfernen, bevor sie abgekühlt sind, und danach wird die behandelte Region warm eingehüllt und der ganze Körper warm zugedeckt.

Nach allen Wasseranwendungen soll man sich während ½ bis ¾ Stunde liegend ausruhen. Bevor eine weitere Anwendung durchgeführt wird, sollen alle Wirkungen der vorherigen abgeklungen sein.

Galvanische Bäder (Stangerbad, Vierzellenbad) können in der schmerzhaften Phase der Rheumatherapie wertvolle Dienste leisten.

Der Kohlwickel:
Die äußerliche Anwendung des Kohls geht bis in die Antike zurück. Auf die Haut aufgelegt, entzieht der Kohl auch tiefer liegenden Geweben Entzündungsstoffe, wirkt desinfizierend und entzündungshemmend.

Und so wird er gemacht: An frischen Kohlblättern (Wirz, Weißkohl) die großen Rippen wegschneiden, dann die Blätter mit einer Flasche auswallen (quetschen), bis es kräftig nach Kohl riecht. Die Blätter direkt auf die Haut auflegen und mit trockenem Tuch umwickeln. Darum herum ein Plastikstück und über dieses ein wollenes Tuch anbringen. Der Wickel wirkt solange, bis sich der Kohl braun verfärbt. Das kann nach 1 Stunde oder auch erst nach 8 Stunden der Fall sein. Nach Entfernen oder beim Erneuern des Wickels die Haut gut waschen und mit Mandelöl sanft einreiben.

Der Quarkwickel (naturmedizinisches Antiphlogistikum):
Indikationen: Entzündungszustände von Gelenken, Venen oder von der Haut bzw. akute Prellung oder Verstauchung.

Wirkung: Entzieht dem Gewebe Wärme, entzündungshemmend, abschwellend, die Haut pflegend. Äußerlich angewendet wirkt Magerquark entzündungshemmend, indem er dem entzündeten Gewebe saure Entzündungsstoffe entzieht. Obschon bei Körpertemperatur aufgelegt, wirkt der Quarkwickel kühlend. Er soll einige Stunden belassen werden. Er ist also nur für Entzündungssituationen geeignet, wenn der Patient eine kühlende Wirkung verlangt und benötigt. Volksheilkundler werden oft als „Quarksalber" abgetan. Dies tut aber der wertvollen entzündungshemmenden Wirkung des Quarkwickels auf akut entzündete Gelenke keinen Abbruch. Vor der Anwendung muß der Kranke gut durchwärmt sein. Man bestreicht ein Baumwolltuch ½ cm dick mit Quark, legt es um das entzündete Gelenk satt an und umwickelt es locker mit einer Gazebinde. Darum herum bringt man eine feuchtigkeitsdichte Schicht an und darüber ein wollenes Tuch.

Beschrieb einiger Wasseranwendungen und Wickel:

Indikationentabelle:

Krankheitsbild	Anwendung
akute Gelenkentzündung (nur nach ärztlicher Diagnose)	Quarkauflage Lehmauflage (Heilerde)
subakute Gelenkentzündung	Kohlwickel
chronische Gelenkschmerzen (Arthrose)	Heublumensackauflage, Fangoauflage
akute Verspannungszustände des Nackens (Torticollis), Hexenschuß	Nackenguß Lendenguß nach Kneipp
chronische Verspannungsschmerzen	Dampfkompresse nach Kneipp Nackenguß nach Kneipp Lendenguß nach Kneipp
chronische nichtentzündliche Muskel- und Gelenkerkrankungen, Muskelhartspann	Blitzguß nach Kneipp (nur im Rahmen einer aufbauenden Kurbehandlung unter fachlicher Leitung anwendbar)

Die Heilerde:
Lehm oder Heilerde muß aus tiefen Schichten stammen und zeigt meist eine graue, graubräunliche oder grünlichgraue Farbe. Er ist alkalisch und besteht überwiegend aus Silizium und Aluminiumsalzen. Zudem ist er reich an Kalzium, Magnesium, Eisen und anderen Mineralstoffen.

Indikationen: Kalt anzuwenden ist er bei akuten Entzündungszuständen (Gelenke, Schleimbeutel, Hals, Brust, Insektenstiche, Sehnenscheidenentzündungen, oberflächliche Venenentzündungen, entzündete Krampfadern, akute Verstauchungen, Akne (Schönheitsmaske), Umlauf, Furunkel, Abszesse, die daran sind, sich nach außen zu öffnen, Mumps). Bei Hals- oder Nasennebenhöhlenentzündungen soll er warm aufgelegt werden.

Lehm kann in Apotheken als trockenes Pulver oder als ölige Paste bezogen werden. Er darf nur einmal gebraucht werden. Er wird mit einer Holzkelle in Wasser angerührt, wobei die Zugabe von etwas Apfelessig die kühlende Wirkung verstärkt.

Zur Entziehung von Entzündungsstoffen oder Eiter empfiehlt es sich, einige Tropfen medizinischer Lavendelessenz beizumischen. Statt Wasser kann der Lehm auch mit einem Heublumenaufguß angerührt werden. Die Lehmpaste wird 1 cm dick auf eine Gazekompresse aufgestrichen, in diese eingepackt und so auf die zu behandelnde Körperstelle aufgelegt. Je dicker aufgestrichen, desto stärker kühlt der Lehm. Für die warme Anwendung wird die Lehmpaste in einem Gefäß in siedendem Wasser erwärmt. Wegen Verbrennungsgefahr muß die Temperatur vor der Auflage am eigenen Oberarm geprüft werden. Es ist unbedingt zu beachten, daß Kleinkinder schon ab 40 °C tiefgradige Verbrennungen erleiden können!

Die Heublumen (der Heublumensack, „das Morphium der Naturheilkunde"):
Der Heublumensack besteht aus der Blütenmischung von Gräsern und Blumen einer gesunden Wiese, resp. aus dem, was nach dem Wegbringen des Heus auf dem Heuboden liegen bleibt. Die Anwendung der Heublume hat sich in der allgemeinen Rheumatologie der Universitätskliniken erhalten, in Rheumakurkliniken ist sie unentbehrlich, genau wie die Kamille in der Chirurgie und Verbrennungsbehandlung.

Die ätherischen Öle der Heublumen wirken stimulierend auf die Hautdurchblutung und damit auch stimulierend auf Organsysteme, die mit dem behandelten Hautbezirk reflektorisch verschaltet sind. Die Heublume eignet sich als Badezusatz. Am intensivsten jedoch wirkt das direkte Auflegen der Heublumen in einem Säcklein. Die Temperatur dieses schmerzlindernden Heublumensäckleins soll dem Wunsch des Patienten angepasst, und es soll täglich während 1–2 Stunden aufgelegt werden. Menschen, die allergisch auf Gräserpollen reagieren, können das Säcklein nicht selbst zubereiten. Feucht angewendet wird es aber auch von ihnen meist gut vertragen. Man kann Heublumen in der Apotheke kaufen und in eine Gazewindel einpacken oder bereits fertige Heublumensäcklein kaufen. Zur Erwärmung werden sie heiß übergossen. Um das aufgelegte Heublumensäcklein wird eine feuchtigkeitsdichte Schicht und darüber ein Wolltuch angelegt. Die Heublume ist also für alle weniger akut entzündeten rheumatischen Schmerzregionen geeignet.

Der Fango:
Dieses braune Material ist vulkanischen Ursprungs. Es hat die Eigenschaft, Wärme sehr gut aufzunehmen und lange speichern und abgeben zu können. Die Auflage von Fango eignet sich für alle chro-

nischen rheumatischen Entzündungen, die auf direkte feuchte Wärme positiv ansprechen. Die zusammengefaltete Fangokompresse wird zur Erwärmung ca. 15 Min. in siedend heißes Wasser gelegt. Vor dem Anlegen muß mit dem Unterarm die Temperatur geprüft werden (Verbrennungsgefahr!). Oft wird der Wickel erst nach dem Anlegen als zu heiß empfunden; dies ist unbedingt zu vermeiden. Der Fangowickel wird entfernt, sobald er seine Wärme spürbar zu verlieren beginnt.

Der Nackenguß nach Kneipp:
Indikationen: Akuter Hartspann der Halswirbelsäule, chronische Verspannung der Nackenmuskulatur, Verkrampfungskopfschmerz, Melancholie, Wetterempfindlichkeit, chronische Ohrgeräusche, Ohrensausen, Migräne, Gefäßkopfschmerzen.
Gegenanzeigen: Glaukom (grüner Star), grauer Star, Bluthochdruck, Schilddrüsenerkrankungen, Herzinsuffizienz, starke Lendenschmerzen.

Der Nackenguß wirkt entspannend auf die Muskulatur, fördert die Durchblutung des Kopfs, löst Gefäßkrämpfe.

Durchführung: Nur nach gründlicher allgemeiner Durchwärmung anwenden. Man kniet auf einem Schemel und beugt den Oberkörper über den Rand der Badewanne, dabei muß man sich mit den Händen am Boden der Wanne festhalten können. Ein breiter, weicher Wasserstrahl (offenes Schlauchstück) wird lauwarm, später an der Grenze zu heiß über den ganzen oberen Rücken und Nacken gegossen, so daß er über die Schultern ablaufen kann. Dabei soll man den Kopf locker leicht hin und her drehen. Abschluß mit ca 43 °C, sobald eine kräftige Rötung (Durchblutung) entstanden ist. Abschließend 1 Sekunde lang kalt übergießen. 30–45 Minuten nachruhen.

Der Lendenguß nach Kneipp:
Indikationen: Akute Lumbago („Hexenschuß"), Lumboischialgie (Lendenwirbelsäulenschmerzen mit oder ohne Ausstrahlung ins Bein), Verspannungszustände des Lendenbereichs.

Gegenanzeigen: Akute Entzündungen.

Wirkung: Muskelrelaxierend, krampflösend auf die Muskulatur. Reflektorische Wirkung auf die Bauch- und Beckenorgane (anregend, durchblutungsfördernd), allgemein durchblutungsfördernd.

Durchführung: Man setze sich in der Badewanne auf einen Schemel. Ein weicher, breiter Wasserstrahl (offener Schlauch) wird auf die Lendenwirbelsäule gerichtet. Lauwarm beginnen, bis 43°C steigern, mehrere Minuten, bis eine kräftige Rötung und Durchblutung erzielt worden ist. Danach 1 Sekunde lang kalt übergießen. Sofort abtrocknen und im Bett ¾ Stunden nachruhen.

Die Dampfkompresse nach Kneipp:
Indikationen: Verspannungszustände der Muskulatur der Wirbelsäule im Hals- oder Lendenbereich.

Gegenanzeige: Entzündungszustände im behandelten Bereich.

Wirkung: Muskelrelaxierend, durchblutungsfördernd, den Stoffwechsel anregend, beruhigend, schmerzstillend.

Vorgehen: Ein gefaltetes Leinentuch geeigneter Größe wird in kochendes Wasser getaucht (Vorsicht, Verbrennungsgefahr!). Das Tuch wird mittels eines Bestecks aus dem Wasser genommen, in ein Frottiertuch gelegt, hierin ausgewrungen und in ein Flanelltuch eingeschlagen, sodaß eine Kompresse entsteht. Diese wird, sobald sie auf dem Oberarm nicht mehr zu heiß empfunden wird, auf die zu behandelnde

Stelle aufgelegt und mit elastischer Binde umwickelt. Sobald die Kompresse abgekühlt ist, wird sie entfernt. Danach ist mindestens eine Stunde Bettruhe nötig.

Das Moorbad: entfaltet seine grosse durchwärmende Wirkung nur, wenn es mit frisch eingelassenem Moor zubereitet wird (traditionelle Moorheilbäder). Das Moor bildet eine feine, isolierende Schicht zwischen dem heissen Wasser und der Haut, so dass höhere Temperaturen ertragen werden.

Pflanzliche Heilmittel bei Rheuma

Der in Naturheilkunde ausgebildete Arzt wird Ihnen bei der Wahl der geeignetsten Mittel behilflich sein.

Die Heilung der rheumatisch-gichtischen Konstitution kann durch eine phytotherapeutische Stoffwechseldrainage über die Leber und die Nieren unterstützt werden. Das wichtigste Phytotherapeutikum der Rheumakrankheit ist die pflanzliche Rohkostdiät. Pflanzliche Urtinkturen können deren Wirkung keinesfalls ersetzen, aber sie können sie sinnvoll ergänzen.

Bewährt haben sich Urtinkturen von Silybum marianum (Mariendistel), Chelidonium majus (Schöllkraut), Fumaria officinalis (Erdrauch), Petasites officinalis (Pestwurz), Achillea millefolium (Schafgarbe), Taraxacum officinale (Löwenzahn) und Quassia amara (Bitterholz), Solidago virgaurea (Goldraute), Sarsaparilla (Smilax utilix), Ononis spinosa (Heuhechel) u. v. a.

Sie kommen einzeln oder besser als Urtinkturen zu gleichen Teilen gemischt zur Anwendung. Davon können 3 x täglich 15–20 Tropfen mit Wasser vor den Mahlzeiten eingenommen werden.

Die sorgsame Beratung durch den Apotheker oder Arzt ist bei der Wahl der Tinkturen und der Rezeptur äußerst wichtig.

Im **akuten Gichtanfall** hat sich die Herbstzeitlose (Colchicum autumnale) bewährt. Sie ist aber in hohen Dosierungen giftig und muss vom Arzt verschrieben werden.

Schmerzzustände anderer Ursachen sprechen auf dieses Mittel nicht an.

Antirheumatisch wirkt Fraxinus excelsior (die Esche), welche im Phytodolor der Firma Steigerwald enthalten ist. In höherer Dosierung zeigt es eine gute Wirkung. Der Wacholder (Juniperus communis) wirkt schmerzstillend, harntreibend und beruhigend auf die Magensäurebildung. Zudem stärkt er das Abwehrsystem gegen Infektionen. Er kann als Urtinktur oder als „Beerenkur" (Scheinbeeren) verwendet werden, wobei man sich vom Apotheker beraten lassen sollte. In der Schwangerschaft darf er nicht eingenommen werden, da er Fehlgeburten auslösen kann.

Antirheumatisch und allgemein entzündungshemmend wirkt Solanum dulcamara (bittersüsser Nachtschatten). Er wird in der Urtinktur mit täglich 3 x 15 Tropfen dosiert und ist besonders bei der Psoriasisarthritis (der mit der Schuppenflechte kombinierten Polyarthritis) angezeigt, da er sich sowohl auf die Psoriasis, wie auch auf Ekzeme oft gut auswirkt.

Viel einfacher zugänglich sind Zea Mais (der Maiskolben), dessen Körner als ganze Maiskolben gedämpft genossen werden sollen und sowohl antirheumatisch, antidiabetisch als auch blutdrucksenkend wirken, und Ribes nigrum (die schwarze Johannisbeere bzw. Cassisbeere). Beide Nahrungsmittel wirken, in größerer Menge genossen, entzündungshemmend.

Pflanzliche Schmerzmittel können während Heilungskrisen zur Linderung beitragen. Bereits erwähnt wurde die Petasites officinalis (Pestwurz). Sie wird in Form des Trockenextraktes zu täglich 3 x 25 mg dosiert eingenommen (Petadolor, Petaforce).

Die Pestwurz wirkt zusätzlich beruhigend auf das neurovegetative System. Deshalb wird sie besonders beim Weichteilrheumatismus (Fibromyalgiesyndrom) eingesetzt.

Aspirin, die reine Salicylsäure, wurde bis 1960 aus der Weidenrinde hergestellt. Die Weidenrinde war bis vor kurzem und schon seit Jahrhunderten eines der wichtigsten pflanzlichen Schmerzmittel. Noch heute ist die Weidenrinde (Cortex salicis) in Apotheken erhältlich. Der Wirkstoff ist Salicin, aus welchem erstmals 1838 der reine chemische Stoff Salicylsäure (Aspirin) gewonnen wurde.

Die Teufelskralle (Harpagophytum procumbens) wirkt schmerzstillend und entzündungshemmend, besonders bei Arthrose.

Muskelrelaxierend und beruhigend wirkt die Piper methysticum. Sie kann während Schmerzkrisen zur Linderung beitragen. Sie muss aber in jedem Fall von einem erfahrenen Arzt verordnet werden.

Zur äußeren Einreibung hat sich folgende Rezeptur bewährt (ausgenommen bei hochentzündlichen Zuständen):

Rp. Oleum Hyoscyami		20,0
Tinctura arnicae	aa	10,0
Chloroformii		30,0
Spir. Calami	ad	100,0

DS.: mehrmals täglich einreiben, vor Gebrauch schütteln

Die Behandlung von Infektionen:

Die Herausforderung einer Infektionskrankheit für den Körper stellt eine Chance für die Regeneration und Kräftigung des Immunsystems dar. Der Organismus reagiert, wenn er kräftig genug ist, mit Fieber, einer intensiven Durchblutung des ganzen Körpers, Durst, Schweiß und einer starken Aktivierung des gesamten Stoffwechsels und der Immunzellbildung sowie deren Aktivität, die der Elimination der Krankheitserreger dient. Die systematische Fiebersenkung durch entzündungshemmende Medikamente bei Infekten wirkt in der Art einer „Sabotage" den Heilungsanstrengungen entgegen. Sie soll vermieden werden.

Zudem ist die Wirkungslosigkeit der fiebersenkenden „Grippemittel" wie Salicylsäure, Paracetamol usw. bezüglich der Heilung wissenschaftlich belegt. Wenn keine Herzkrankheit vorliegt und die Gelenkbeschwerden eine Wärmeanwendung erlauben (angenehmes Empfinden), so ist ein sofortiges und anschließend tägliches Überwärmungsbad äußerst wirksam. Die Abwehr kann durch Obst- und Gemüsesäfte und die Abwehr stützende spagyrische Essenzen gefördert werden.

Zur Therapie der Infektionskrankheiten hat sich folgendes Vorgehen immer wieder bestens bewährt:

1) Sofortige Zubereitung eines Aufgusses von Lindenblüten (schweißtreibend) im Thermoskrug, mit frischem Zitronensaft und Blütenhonig mischen. 2–3 Liter pro Tag davon trinken.

2) Nachdem man mindestens ½ Liter getrunken hat, bereite man möglichst sofort ein erstes Überwärmungsbad: Vollbad bei 38°C einlaufen lassen. 5 Tropfen Thymianessenz gut einmischen, einsteigen, die Temperatur messen und langsam steigern bis 41°C.

Während 10 Minuten bei dieser Temperatur bleiben (wiederholt messen). Danach sofort, ohne längeres Stehen (Schwindelgefahr) und ohne sich abzutrocknen, sich in ein vorher mit Frottiertüchern ausgelegtes Bett legen, sich in die Tücher einschlagen und gut zudecken. Unter Hitze und intensivem Durchbluten des ganzen Körpers und massivem Schwitzen während ca. ¾ Stunden, wird der Körper bei frühzeitiger Anwendung oft sofort mit der Infektion fertig. Ansonst soll das Bad bis zur Gesundung täglich durchgeführt werden. Nach dem Nachschwitzen kurz mit kaltem Waschlappen abwaschen und nachruhen. (Bei Herzkrankheiten unbedingt vorher mit dem behandelnden Arzt besprechen.)

Spagyrische Essenzen zur Infektionsbehandlung:
Man gebe 25 Tropfen einer spagyrischen Tinktur von Echinacea purpurea oder noch besser angustifolia in ca. 1 dl lauwarmes Wasser, füge 1 Tropfen Teebaumöl (Melaleuka) hinzu, sodann 3 Tropfen einer reinen medizinischen Thymianessenz und 3 Tropfen einer reinen Pfefferminzessenz (Menta piperita). Die Essenzen schwimmen obenauf, da sie sich nicht mit dem Wasser mischen können.

Bei schwacher Erkältung wird diese Mischung 3 x täglich in kleineren Schlücken gegurgelt und anschließend geschluckt, bei starker Erkältung 5 x täglich. Dabei dürfen die pflanzlichen Aromen auf keinen Fall aspiriert werden!

Kindern unter 6 Jahren dürfen diese Pflanzenessenzen noch nicht verabreicht werden. Ältere Kinder bis 35 kg erhalten die halbe Dosis, über 35 kg die volle Dosis.

Echinacea (Sonnenhut) kräftigt die Immunantwort. Die öligen Essenzen verstärken diese Wirkung, pflegen die Schleimhäute und kämpfen zusätzlich direkt gegen Viren und Bakterien.

Echinacin (Madaus), Echinaforce (Bioforce), Spagymun (Spagyros) können gut verwendet werden. Ein ähnliches bereits mit den ätherischen Essenzen fertiggestelltes Präparat mit hervorragender Wirkung ist Spagyrom (Spagyros).

Die homöopathische Therapie

Die Homöopathie beruht auf der Entdeckung Samuel Hahnemanns, daß durch bestimmte physikalische Verfahren aus der Materie immaterielle Arzneimittelwirkungen herausgearbeitet werden können. Durch schrittweise Verdünnung und massive mechanische Verschüttelung wird eine für die Ursprungssubstanz spezifische Information auf die energetische Struktur des Alkoholmoleküls bzw. Zuckermoleküls gespeichert und haltbar gemacht.

Homöopathie ist reine Informationstherapie. Die homöopathische Arznei ist also vergleichbar mit einer Art Programmdiskette, die – ähnlich wie in der Computertechnik – ermöglicht, dem menschlichen Organismus eine ordnende Information einzugeben. Die homöopathische Arzneiwirkung ist also nicht materiell, d. h. sie greift nicht direkt in die biochemischen Vorgänge als Moleküle oder Substanz ein, sondern übergeordnet, als ordnender Impuls auf elektromagnetischem Wege. Hier treffen sich die genialen Geister Bircher-Benner und Samuel Hahnemann. Bircher erforschte in jahrzehntelanger klinischer Arbeit die nicht materielle, ordnende Wirkung der rohen Frischpflanzendiät auf die chronischen Krankheiten, während Hahnemann die nicht materielle ordnende Information aus den Substanzen herauslöste und deren Wirkung am gesunden und schließlich am kranken Menschen systematisch erforschte.

Die homöopathische Arzneiwirkung ist hochspezifisch. Nur diejenige Arznei kann den heilenden (ordnenden) Impuls ausüben, die beim Gesunden genau dasjenige Symptomenbild erzeugt, das beim Kranken geheilt werden soll. Daraus geht hervor, daß eine genaue Symptomenerhebung und ein grundlegendes Verständnis der Persönlichkeit des Kranken eine absolute Voraussetzung dafür ist, daß die richtige Arznei gefunden werden kann.

Die Homöopathie ist bei der Behandlung der chronischen Krankheiten und ganz besonders des Rheumas eine äußerst wertvolle Hilfe, auch wenn zu bedenken ist, daß sie allein nicht die Ursache der Krankheit beseitigt. Diese ist vor allem in der gängigen falschen Ernährung der Bevölkerung zu finden; daneben spielen eine gewisse angeborene Disposition, die Engramme der persönlichen Biographie und zu einem kleineren Teil die Schwermetall-, Schadstoff- und Herdbelastung eine Rolle.

Mit einer homöopathischen Therapie ohne gleichzeitige Reorganisation der Ernährungs- und Lebensweise des Patienten kann der erfahrene klassisch-homöopathisch arbeitende Arzt eine sichtbare Erleichterung, in frühen Stadien auch eine Heilung der Krankheit erzielen. Nicht behoben sind jedoch die Ursachen: die Fehlernährung, die Darmfäulnis, die Überlastung des Bindegewebes mit Stoffwechselschadstoffen, die Blockierung der regulierenden Strukturen des Organismus (Grundsubstanz des weichen Bindegewebes), über welche die energetischen Ordnungsimpulse geleitet werden (Pischinger, Heine 1991, 2011). So schreitet die Krankheit vom erreichten, gebesserten Stadium aus weiter fort. Der homöopathische Arzt weiß, daß gegen die Summe der destruktiven Einflüsse aus falscher Ernährung, Reiz- und Aufputschmittel, Schadstoffe, sowie gegen eine die Tag- und Nachtrhythmen mißachtenden Lebensweise nicht anzukommen ist.

Auf der anderen Seite lehrt aber die Erfahrung, daß auch schwerste Formen rheumatischer Krankheiten bei konsequenter Durchführung der von Bircher-Benner aufgestellten Ordnungs- und Ernährungstherapie heilbar sind. Bei der Ordnungstherapie in der Klinik ist die Homöopathie nicht notwendig, bei der ambulanten Behandlung dagegen ist sie eine wertvolle Hilfe, da die unbedingt einzuhaltenden Rohsäftewochen mit einer anstrengenden Berufstätigkeit nur schwer vereinbar sind.

Die homöopathische Therapie wird da unverzichtbar, wo Erbschäden oder die Folgen anhaltender seelischer Traumen die Heilung blockieren.

Die Vielzahl der für eine und dieselbe Krankheitsdiagnose in Frage kommenden homöopathischen Arzneien entspricht der unendlichen Vielfalt der menschlichen Individualität. Behandelt wird hier nicht die Krankheit, sondern die individuelle Störung in der körperlichen, geistigen und seelischen Persönlichkeit des Kranken. Die Anamnese und Therapie wird dadurch für den Patienten und den Arzt in jedem Krankheitsfall zu einer faszinierenden Entdeckungsreise, die, wenn sie vom Arzt richtig geführt wird, eine Vertiefung des Verständnisses und des Bewußtseins des Patienten für seine Persönlichkeit und seine Krankheit bewirkt.

Aus der Vielzahl der homöopathischen Arzneien, welche Rheuma geheilt haben, ist besonders das Quecksilber zu erwähnen (*Mercurius solubilis*). Bircher-Benner war am Anfang dieses Jahrhunderts schon unter den Warnern vor der Gefahr einer Vergiftung der Menschheit durch die damals eingeführte Plombierung der Zähne mit Amalgam, welches dieses Schwermetall in hoher Konzentration enthält. Aus den Plomben wird es langsam ständig über die Dentinkanälchen ins Blut und durch das Kauen in den Darm weitergegeben. Die sogenannte „Amalgamallergie", die heute zunehmend in Zahnärztekreisen akzeptiert wird, ist eigentlich keine Allergie, sondern ganz einfach eine chronische Vergiftung mit diesem Metall, die exakt der Symptomatik der Quecksilbertoxikologie und des homöopathischen Arzneimittelbildes entspricht. Dazu gehört eine Reihe von Krankheitserscheinungen. Im Vordergrund stehen chronische Katarrhe und Entzündungen der Schleimhäute des ganzen Körpers, besonders des Anfangs und Endes des Verdauungskanals, des Mundes, der Tonsillen (Mandeln) und der anderen lymphatischen Gewebe und des Mastdarms. Daneben zeigen sich Entzündungen und Krebsentartungen der Lymphknoten, Entzündungen der Haut (Neurodermitis) sowie des gesamten Bindegewebes in allen Körperteilen und Organen mit Neigung zu chronischer Eiterung, Entzündungen der Gelenkkapseln und Knochenhaut, der Synovia (Gelenkinnenhaut) und der Sehnenscheiden, dann auch Entzündungen der Zahnwurzelhaut, der Pulpa und der Zähne mit Neigung zu Eiterung und Destruktion. Eine vollständige Heilung der rheumatischen Krankheit ohne Entfernung des Amalgams aus den Zähnen und der Sanierung der dadurch verursachten Zahneiterungen ist weder mit der Ernährungstherapie allein, noch mit gleichzeitiger homöopathischer Therapie möglich.

Eine bei rund einem Viertel aller Frauen und einem Sechzehntel der Männer wirksame Arznei ist Sepia. Diese aus Tintenfischtinte herauspotenzierte Information hat besonderen Bezug zum Hormonsystem und zu den Unterleibsorganen. Periodenabhängige rheumatische Beschwerden, die sich während Schwangerschaften und der Stillzeit verstärken und mit Überforderungs-, Abhängigkeits- und Einengungsgefühlen gegenüber den Familienmitgliedern oder Kindern, mit Heftigkeit und Gereiztheit verbinden, Senkungsbeschwerden in den Unterleibsorganen, Menstruationsschmerz und häufige, wetterabhängige Kopfschmerzen sind einige der leitenden Symptome für die Wahl dieser für das Rheuma äußerst bedeutenden Arznei. Die Schmerzen sind morgens beim Erwachen am stärksten, bessern sich tagsüber mit zunehmender Bewegung.

Eine besonders für die chronische Polyarthritis bedeutende Arznei ist *Natrium muriaticum*. Diese Potenz aus Kochsalz ist eine der vielen genialen Entdeckungen Hahnemanns. Ein Bedürfnis nach salzigen Speisen ist hier verbunden mit einer meist sensiblen, reizbaren Persönlichkeit. Auf der seelischen Seite steht im Zentrum eine durch ständige Liebesenttäuschung gekränkte Person, die von ständigem stillem Kummer über ihr früheres Drama belastet ist und sich für das gegenwärtige Leben und die derzeitigen Beziehungen nur schwer öffnen kann, so daß es kaum möglich ist, sie zu trösten. Bei Rückenschmerzen lindert das Liegen auf harter Unterlage. Gelenkentzündungen können heftig sein, verbunden mit brennender Hitze und Schwellung in den Gelenken, oder dumpf ziehend und reißend in allen Teilen. Trotz großen Appetits neigen die Patienten zu Abmagerung, besonders bei stillem Kummer, die im Gesicht und an der oberen Körperhälfte beginnt.

Verrenkungen und Zerrungen, mit Unruhe, Frost- und Gelenkschmerzen, die zum Bewegen zwingen, Folgen von kalter Nässe und Luftzug entsprechen oft dem Bilde des *Rhus toxicodendron*. Hier werden die Gelenkschmerzen durch ein fortwährendes Bewegen gebessert.

Durch Bewegung verschlechtert werden dagegen die meist stechenden entzündlichen Beschwerden der Gelenke und der serösen Häute (Brustfell) bei *Bryonia alba*, das in akuten Schüben der Polyarthritis häufig Anwendung findet.

Die Folge anhaltender Überforderung bei grosser Gewissenhaftigkeit führt schliesslich zu tiefer Resignation, seelischer Isolation und Lebensüberdruss. Dabei ist oft eine primär chronische Polyarthritis zu finden. Hierbei ist die Verschreibung der Arznei *Aurum metallicum* in sehr hoher Potenz und häufig wiederholter Einnahme ganz wichtig. Sie behebt das Risiko der Suizidalität und die tiefe Resignation und schafft damit die Voraussetzung der Arthritisheilung durch die Diät.

Diese wenigen, aus der großen Vielzahl der Arzneimittelbilder herausgegriffenen Beispiele sind in ihrer Darstellung ganz unvollständig, denn ein Arzneibild allein umfaßt in der Regel mehrere hundert Einzelsymptome. Die Beschreibungen sollen aber einen kleinen Einblick in die faszinierende Welt der homöopathischen Krankheitsbilder gewähren.

Die neue wissenschaftliche Akupunktur

Die Akupunktur ist eine der ältesten Methoden, die Regulationstätigkeit des Organismus anzuregen und zu leiten.

In den letzten Jahren hat sie in vielen Arbeiten der Grundlagenforschung eine schon recht solide wissenschaftliche Basis erhalten (König und Wancura, 1989 u. v. a). Die chinesische Medizin hat in ihrer jahrtausende-alten Erforschung der therapeutischen Wirkungen aufgezeigt, wie die einzelnen Organe, Muskelgruppen und Körperschichten miteinander verschaltet sind. Nach Auffassung der chinesischen Medizin können äußere,

z. B. klimatische und jahreszeitliche Einflüsse und innere Faktoren wie Gemütsbelastungen unsere Grundregulation aus ihrem vielfältigen Gleichgewicht bringen und so die Krankheiten verursachen. Die sogenannten Meridiane sind – wie die therapeutische Erfahrung aufgezeigt hat – innere Verbindungsbahnen, mit denen die Akupunkturpunkte miteinander verschaltet sind. Wir können sie verstehen als Hauptleitungsbahnen des Grundregulationssystems nach Pischinger.

Die Akupunktur hat sich in der Rheumatologie als konstitutionelles Umstimmungsverfahren bewährt. Auch ist es möglich, mit ihrer Hilfe örtliche schmerzhafte Reizzustände zu beruhigen. Ist sie bei sachgemäßer Anwendung nicht wirksam, so sind Fokalherde im Sinne des Störfeldes der Neuraltherapie dafür verantwortlich. Sie müssen unbedingt saniert werden.

Manualtherapie, Chiropraktik und Osteopathie

Die Chiropraktik wurde in der Schweiz erstmals an der Bircher-Benner Klinik erprobt. Gegen Strafandrohung hat Bircher-Benner 1937 die heute in der ganzen Welt anerkannte Chiropraktik gegen die Angriffe der damaligen medizinischen Schule verteidigt.

Durch gezieltes Anspannen einzelner Muskelgruppen in bestimmten Gelenkstellungen ist es möglich, die Muskulatur, die für die Gegenbewegung zuständig ist, trotz schmerzhafter Verspannungen zu entspannen und damit die Schmerzen zu lösen (Mobilisation ohne Impuls). Ähnliche Wirkungen zeigt eine präzise kurze Impulsbewegung am Gelenk des schmerzhaften Segmentes (Mobilisation mit Impuls). Die Chiropraktik arbeitet überwiegend mit der Mobilisation mit Impuls und wird von hervorragend ausgebildeten nichtärztlichen Fachleuten ausgeübt. Die Manualtherapie wird von Ärzten und Physiotherapeuten in einer sorgsamen Zusatzausbildung geschult. Die Impulsbehandlung bleibt hier den Ärzten vorbehalten.

Die Mobilisation an der Wirbelsäule mit Impuls ist nur risikofrei, wenn durch eine sorgfältige radiologische Vorabklärung eine ganze Reihe von Gegenindikationen für dieses Verfahren ausgeschlossen worden ist. Menschen, die konstitutionell mit schlaffen Bändern ausgestattet sind, sollten sich keinen Impulsbehandlungen unterziehen.

Die Osteopathie entspricht weitgehend der Manualtherapie ohne Impuls und ist eine wertvolle subtile, ganzheitliche Behandlungsweise.

Tritt bei diesen Verfahren nach 3–4 Behandlungen keine anhaltende Besserung ein, muß wie bei der Akupunktur eine Störfeldsanierung erfolgen.

Die Neuraltherapie nach Huneke

Es handelt sich um eine hochentwickelte Kunst der Injektionstherapie mit Lokalanästhetika.

Die Methode geht auf zwei geniale Ärzte, die Brüder Ferdinand und Walter Huneke zurück, welche anhand eines Zufalls die hochregenerative Wirkung der Lokalanästhesie auf das erkrankte Gewebe entdeckten. Injiziert wird in der Regel Novocain (ProcainR), in jedem Falle ohne jeglichen Zusatz von Cortison oder anderen Substanzen. Das Novocain hat gegenüber den in der Medizingeschichte später synthetisierten Lokalanästhetika die drei Vorteile, dass es das Zellgewebe nur während 20 Minuten betäubt, vom Organismus in sehr großer Menge nebenwirkungsfrei toleriert wird und dass es ohne Umwandlung in der Leber sehr rasch vollständig durch die Nieren in den Harn ausgeschieden wird. Damit belastet es die Leber und den Stoffwechsel in keiner Weise. Allergische Reaktionen werden auch bei Menschen, die an Allergien leiden, nicht beobachtet.

Die Substanz wird mit sorgsamster, äußerst präziser Injektionstechnik an den Bestimmungsort injiziert. Wird dies mit genügendem Zeitaufwand und ärztlichem Feingefühl durchgeführt, so sind die Injektionen kaum schmerzhaft. Die Methode ist hocheffizient. Mit jedem Behandlungsschritt darf in der Regel eine sehr lang anhaltende, sofortige Verbesserung der Schmerzen erwartet werden, wenn auch – je nach dem Behandlungsort – nach einer leichten Erstreaktion, besonders da, wo Sehnen oder Knochenhaut infiltriert wurden. Man unterscheidet drei Verfahrensweisen mit klarer Indikation: a) die rein lokale Infiltration der schmerzhaft entzündlichen Gewebe, am Schmerzort, b) die Segmenttherapie, bei welcher innere Organe über die Reflexverbindungen zwischen den Organen und den ihnen zugeordneten Haut- und Bewegungssegmenten angegangen werden (über die segmentalen Reflexe des Rückenmarks) und c) die Störfeldtherapie.

1940 machte Dr. Huneke (Huneke F. 1970, 1983) – nach sorgsamster klinischer Erforschung der Methode der Neuraltherapie in der täglichen Praxis mit vielen tausend dankbaren Patienten – die Entdeckung, dass bei den wenigen Menschen, bei welchen durch die Lokal- und Segmenttherapie keine dauerhafte Wirkung zu erzielen war, eine Reaktionsblockade des Organismus durch eines oder mehrere Störfelder vorliegt. Die Infiltration des schuldigen Störfeldes führte zu einer vollständigen Löschung des ganz wo anders im Körper gelegenen Krankheitsbildes in der Sekunde der Injektion. Hält die Löschung der Schmerzen während mindestens 24 Stunden an, so handelt es sich um ein „Sekundenphänomen". Ein Störfeld ist nicht unbedingt ein Infektionsherd. Es handelt sich um einen umschriebenen Bezirk kranken oder degenerierten Zellgewebes, das nicht einmal schmerzhaft empfunden werden muss. Die Zellmembranen sind depolarisiert (teilweise entladen), der Stoffwechsel leidender Gewebe kann sich nicht regenerieren. Saure Stoffwechselschlacken häufen sich im Gewebe. Das Bindegewebe reagiert mit harter Faserbildung, mit Vernarbung, manchmal sogar mit einer Verkalkung. Häufige Störfelder sind äußere und innere Narben, Zahnherde, Metalle, Entzündungsherde, Fremdkörper oder chronisch kranke Organe u. v. a. Der neuraltherapeutisch tätige Arzt beobachtet das Sekundenphänomen noch immer regelmäßig, jedoch viel weniger häufig, da durch die viel häufiger gewordenen multiplen operativen Eingriffe und Zahnwurzelbehandlungen in aller Regel mehrere, oft viele Störfelder vorliegen, welche sich hierarchisch beeinflussen. Damit ist aber die Neuraltherapie heute keineswegs weniger wirksam geworden, sofern sorgsam und konsequent vorgegangen wird, indem die Antwort des Organismus auf jede Behandlung mit dem Patienten gemeinsam analysiert wird. Das injizierte Novocain repolarisiert die Zellmembranen augenblicklich vollständig, so daß die oft seit vielen Jahren ums Überleben kämpfenden Zellen in den zwanzig Minuten der Wirkung ihren Stoffwechsel aufbauen, endlich „aufatmen" und sich weitgehend oder vollständig regenerieren können. Geniale Wirkungen erzielt man zudem durch die Infiltration großer Ganglien (Schaltstationen) des vegetativen Nervensystems. Die Neuraltherapie ist zu einem der wichtigsten Werkzeuge des rheumatologisch tätigen Arztes geworden und ist aus einer modernen Rheuma- und Schmerztherapie nicht mehr wegzudenken.

Medikamentöse Behandlung

Am häufigsten werden in der Rheumatologie Schmerzmittel (Analgetika) verschrieben, vor allem wenn die Entzündungsprozesse mit Schwellung, Rötung und Berührungsempfindlichkeit gering sind. Sie hemmen im Organismus die Bildung von sogenannten Prostaglandinen, Gewebshormonen, welche die Entzündungs- und Abwehrreaktionen vermitteln.

Mit der Schmerzlinderung, die bei längerer Anwendung nachläßt, ist damit auch eine Hemmung der körpereigenen Abwehr vorhanden, eine hemmende Wirkung auf die Heilungskräfte.

Schmerzmittel sollten deshalb möglichst selten und sparsam zum Einsatz kommen und so bald als möglich wieder abgesetzt werden. Nach längerer Anwendung treten Nebenwirkungen auf, die teilweise gefährlich sein können.

Die am häufigsten verschriebenen Schmerzmittel sind Paracetamol, das bei längerer Anwendung zu Leberzerfall führen kann, und Dextroproxyphen, das Müdigkeit verursacht und Atmungshemmungen bewirken kann.

In der Rheumatologie wird Paracetamol wegen seiner potentiellen Gefährlichkeit mit zunehmendem Respekt behandelt, während die Politiker vieler Länder dessen ungehinderten Verkauf sogar in Warenhäusern und Lebensmittelläden eingeführt haben. Das Gesundheitswesen wird die Folgen dieser wirtschaftlich motivierten Kritiklosigkeit zu spüren bekommen.

Bei Rheumaschüben mit heftigeren Entzündungserscheinungen werden meistens stärker entzündungshemmende Medikamente verschrieben. Sie werden als nichtsteroidale Antiphlogistika (NSA) bezeichnet, da sie kein Cortison enthalten. Sie wirken ebenfalls auf die Prostaglandinbildung ein.

Das älteste dieser Medikamente ist die ursprünglich aus der Weide gewonnene Salicylsäure, die heute in den Warenhäusern, Shopping Centers, Apotheken und Drogerien eine neue Verkaufsblüte verzeichnet – zur Anwendung bei jeglicher Erkältung. Deren chemische Natur wird gerne durch einen Vitamin C- und Zitronengehalt getarnt, um Natürlichkeit vorzutäuschen.

Auch in der Rheumatologie wird die Salicylsäure wegen ihrer relativ guten Verträglichkeit beim Erwachsenen wieder vermehrt eingesetzt. Bei Kindern dagegen besteht bei etwas höherer Dosierung bereits die Gefahr einer Vergiftung mit einer Störung des Atemzentrums, die lebensgefährlich werden kann.

Weitere häufig verschriebene Substanzen sind Diclofenac, ein Abkömmling der Phenylessigsäure, oder Ibuprufen, das von Propionsäure abgeleitet wurde. Etwas seltener finden Piroxicam, Naproxen oder Indometacin Anwendung. Phenylbutazon wird wegen seiner häufiger vorkommenden Knochenmarkshemmung mit der Gefahr einer Blutbildungslähmung oder eines Blutkrebses kaum mehr eingesetzt. Diese Gefahren sind bei anderen Entzündungshemmern ebenfalls beobachtet worden. Die meisten dieser Medikamente können auch gespritzt oder als Zäpfchen verschrieben werden.

Die hier angegebenen Substanznamen (z. B. Salicylsäure, Diclofenac usw.) sind jeweils auf den Packungsbeilagen der verschiedenen Produkte in kleiner Schrift angegeben, und die Beschreibung aller bekannten Nebenwirkungen ist obligatorisch.

Alle diese Entzündungshemmer verlieren bei längerer Anwendung den größten Teil ihrer Wirkung. Häufig kommen Magenbeschwerden vor, die manchmal zu Magengeschwüren führen können. Allergische Hautreaktionen sind nicht selten. Salicylsäure kann Asthma bronchiale auslösen. Die Wirkung von Medikamenten gegen Diabetes und Blutverdünnungsmittel kann durch Entzündungshemmer beeinflußt werden.

Alle entzündungshemmenden Medikamente haben einen negativen Einfluß auf die körpereigene Abwehr. Sie erzeugen in dem Sinne eine Abhängigkeit, als ihre Wirkung bei langdauernder Einnahme nachläßt und höhere Dosen eingenommen werden müssen. Setzt man die Medikation aus oder reduziert man deren Dosis, so treten die Schmerz- und Entzündungsprozesse erst recht in Erscheinung. Es ist eine chronifizierende Wirkung auf den Krankheitsverlauf zu beobachten, aber keinerlei Heilungswirkung. Reine Symptomlinderung durch Unterdrückung der Entzündungsvorgänge steht einer fehlenden Heilungswirkung gegenüber.

Zur Behandlung der stark entzündlichen und teils die Gelenke zerstörenden chronischen Polyarthritis setzt die allgemeine Rheumatologie einige andere Substanzen ein. Antimalariamittel (Chloroquin) werden bei milden Verlaufsformen gegeben, die sich mit den oben angegebenen Medikamenten nicht genügend hemmen lassen, und bei Übergangsformen zum Lupus erythematodes. Sie werden relativ gut vertragen. Hornhautablagerungen können sich wieder zurückbilden, während es, wenn auch selten, zu einer Erkrankung der Netzhaut mit Erblindungsgefahr kommen kann.

Goldpräparate werden bei der chronischen Polyarthritis angewendet und bei Psoriasisarthritis. Doch sprechen auf diese Behandlung lange nicht alle Patienten positiv an. Goldsuspensionen müssen wöchentlich unter strenger ärztlicher Kontrolle injiziert werden. Sie lösen oft Nebenwirkungen auf der Haut und an den Schleimhäuten aus und können zu Nierenschäden führen. Auch zeigen sich Vergiftungswirkungen am Knochenmark mit potentiell gefährlichen Blutzellbildungsstörungen.

Die Beobachtung läßt die Vermutung zu, daß die Goldinjektionen nur bei Patienten eine Wirkung haben, die konstitutionelle Merkmale des homöopathischen Krankheitsbildes Aurum metallicum aufweisen. In diesem Falle ist die homöopathische Anwendung hochwirksam und unbedingt den Injektionen vorzuziehen.

Versagt die Goldbehandlung bei der chronischen Polyarthritis oder bei Allergie, wird D-Penicillamin angewendet, das aber viele Gegenanzeigen und teils gefährliche Nebenwirkungen aufweist, die denen der Goldbehandlung gleichen. Zusätzlich droht der Verlust des Geschmackssinns, und es tritt häufig Übelkeit auf.

Verläuft trotz all dieser Medikamente die Polyarthritis rasch und die Gelenke zerstörend, so kommen etwa noch Antimetaboliten und Alkylantien zur Anwendung, nicht aber vor dem fünfzigsten Lebensjahr, da diese Stoffe zur Gruppe der Zytostatika gehören und krebserregend wirken können.

Die allgemeine Rheumatologie behält heute die Hormonbehandlung mit Glucocorticoiden, auch Steroide genannt (Cortison, Prednison u. a.) seltenen Ausnahmen vor, wie beim Befall der Gefäße (Vaskulitis), des Herzbeutels oder des Gehirns und Rückenmarks, wenn eine unmittelbar lebensgefährliche Situation entstanden ist. Allerdings bildet diese Behandlung oft eine letzte Verzweiflungsmedikation, wenn trotz aller oben besprochenen Medikamente die Krankheit ungehemmt weiterschreitet.

Die Gefahr einer Abhängigkeit von diesen Steroiden ist aber groß und die sich bei einer Tagesdosis von über 7,5 mg Prednison einstellenden Spätschäden sind oft katastrophal, vor allem die Wirbeleinbrüche infolge des durch sie bewirkten Knochenschwundes (Osteoporose) und die durch die Lähmung des Abwehrsystems hervorgerufenen Infektionen, die unterschwellig chronisch zu verlaufen pflegen.

Die Injektionsbehandlung mit ACTH (Hypophysenhormon, welches die Nebennierenrinde zur Bildung von Cortisol anregt) ist heute verlassen.

Derzeit werden bei entzündlichem Rheuma nicht selten TNF-Inhibitoren (Inflexibmab) eingesetzt. Der Tumornekrosefaktor a ist ein Signalstoff des Immunsystems, ein Zytokin, welches bei lokalen und allgemeinen Entzündungen beteiligt ist. TNF-Inhibitoren (Infleximab, Etanercept, Adalimumab, Golimumab, Certolizumab) sind Entzündungshemmer mit sehr hohem Risiko für gefährliche Nebenwirkungen. Zudem verlieren sie ihre unterdrückende Wirkung bei längerer Anwendung. Trotzdem werden sie heute eingesetzt. Dasselbe gilt für den Einsatz des bereits älteren Cytostatikums Amethopterin (Methotrexate), einem Hemmer des Folsäurestoffwechsels in der Rheumatologie.

In der Therapie der überwiegend degenerativ verlaufenden Arthrose führt die allgemeine Rheumatologie oft Injektionen mit Glucocorticoiden in Entzündungsherde durch. Diese Injektionen wirken für ca 3 Monate schmerzlindernd, aber nie heilend. Cortison-Präparate hemmen die Regenerationsprozesse im Gewebe und bewirken damit eine weitere Degeneration der Gewebsstrukturen. Zudem ist deren Wirkung durch die Neuraltherapie, welche die Gewebsregeneration stark fördert, absolut ersetzbar. Die gefürchteten Infektionen nach Steroidinjektionen kommen bei der Neuraltherapie nicht vor.

Einige Knorpelextrakte werden zur Injektion oder zur peroralen Einnahme angeboten. Deren Wirksamkeit beim Menschen ist aber ungenügend belegt. Zudem sind sie mit den zunehmenden Befürchtungen der Übertragung der bovinen Enzephalitis (Rinderwahnsinn) mit Vorsicht zu genießen.

In verzweifelten Situationen von Gelenkinnenhautentzündungen zieht die allgemeine Rheumatologie sogar die Zerstörung der Synovia mittels radioaktiver Substanzen in Betracht.

Das Drama der medikamentösen Therapie und Abhängigkeit und der vielen Nebenwirkungen, die chronifizierende Wirkung all dieser Medikamente, steht in krassem Gegensatz zum Segen der Heilungsinduktion, welche die Ordnungstherapie Bircher-Benners in die Rheumabehandlung eingeführt hat. Auch die ergänzende Neuraltherapie und die Homöopathie haben sich bei diesen Krankheitsbildern hervorragend bewährt.

Die operative Behandlung

Setzt eine geeignete Arthrosebehandlung so spät ein, daß die Knorpelschicht eines Knie- oder Hüftgelenks vollständig zerstört und abgerieben ist, so kann nur noch mit einer Gelenkprothese eine Schmerzfreiheit erzielt werden. Ist dagegen noch eine wenigstens ganz dünne Knorpelschicht auf dem Röntgenbild als Gelenkspalt erkennbar, so läßt sich bei geeigneter Behandlung eine Befreiung von jeglichem Schmerz und eine langdauernde Erhaltung dieser Knorpelschicht erreichen.

Andere Operationen an Gelenken oder an den die Gelenke umgebenden Strukturen dienen der Verbesserung der Beweglichkeit nach deren teilweisen Zerstörung durch die Entzündungsprozesse, oder aber einer Verminderung der Schmerzhaftigkeit auf Kosten der Funktion. Hierauf kann in diesem Rahmen nicht weiter eingegangen werden. Es ist wichtig, sich vor jeglichen operativen Eingriffen beim orthopädischen Chirurgen über alle Risiken der Operation genau zu informieren. Oft kann durch eine sachgemäß durchgeführte Neuraltherapie eine Operation vermieden oder können Operationsfolgen, wie Narbenschmerzen, beseitigt werden.

Besonders die Bandscheibenoperationen hinterlassen oft nicht das gewünschte Resultat. Diskusoperationen sind nur angezeigt, wenn eine Lähmung oder ein Ausfall der Sensibilität der Haut aufgetreten sind und diese durch eine sofortige Neuraltherapie der Ischiaswurzel nicht gleich behoben worden sind. In diesem Falle darf keine Zeit verloren gehen bis zur Operation, um den eingeklemmten Nerv zu entlasten.

Bandscheibenschäden sind nach unserer Erfahrung nicht in erster Linie eine Folge mechanischer Fehlbelastung, sondern sie entstehen meistens auf der Höhe des 4. oder 5. Lendenwirbelsegmentes. Auf dieser Höhe der Wirbelsäule findet die vegetative Nervenversorgung des Dickdarms statt. Das Störfeld des bei vielen Menschen kranken Dickdarms schwächt hier reflektorisch die Energieversorgung der Bandscheiben und führt zu deren Degeneration. Eine Darmkrankheit ist somit eine wichtige Teilursache der Bandscheibenschäden.

Der Heilplan

Es ist sehr verständlich, daß Rheuma- und Arthritis-Patienten häufig aus dem seelischen und körperlichen Gleichgewicht geraten. Die dauernden Schmerzen und die Aussicht auf eine lange, vielleicht sogar lebenslange Leidenszeit wirken bedrückend auf die Lebensfreude. Dieses scheinbar „aussichtslose" Schicksal kann jedoch oft durch den richtigen Heilplan eine günstige Wendung erfahren und auf jeden Fall gemildert werden. Zwar weiß man heute, daß die Anlage zu Rheuma und Arthritis vererbt ist, aber die Entwicklung der Anlage zur Krankheit hängt von Umwelteinflüssen ab. Ein „Leben im Reiche der Ordnungen", hat Bircher-Benner gelehrt, ist die größte Hilfe bei einer erfolgreichen Heilbehandlung: keine Wunderkur, aber ein erprobter Weg zur Gesundheit.

Die Lebenskräfte können im Organismus der Rheuma- und Arthritiskranken nur wachsen, wenn die Patienten zu einer natürlichen Lebensordnung zurückfinden; darin eingebettet, gewinnen die autonomen Heilungsvorgänge an Intensität.

Die Heildiät

Zunächst wird die Ernährung auf reine Rohkost beschränkt. Diese Diät ist an sich arm an tierischem Eiweiß und Fett. Bei chronischer Arthritis muß in den meisten Fällen das tierische Eiweiß für eine gewisse Zeit ganz weggelassen werden, weil sehr häufig infolge gestörter Regulation eine Allergiesituation besteht. Eine sorgfältige Enthaltung von allen tierischen Nahrungsmitteln (Milchprodukte, Eier und Fleisch) während der Rohkost hat sich als der zuverlässigste Weg zu einer Umstimmung bewährt.

Ebenfalls völlig zu vermeiden sind Reizmittel wie Kaffee, Schwarztee, Alkohol, Nikotin und Süßigkeiten, um die Wirkung der Rohkost nicht abzuschwächen oder gar aufzuheben. Sie bringt nun die Entschlackung, Entquellung und Entwässerung des weichen Bindegewebes in Gang; danach kann dieses seine wichtige Vermittlungs- und Selektionsaufgabe im Ernährungsgeschehen, ebenso seine Regulationsfunktion wieder erfüllen. Durch den Anstieg der Zellpotentiale verstärken sich die Lebensvorgänge aller Gewebe. Die Alkalireserven nehmen zu. Die zentralnervösen Regulationszentren erholen sich, ebenso die endokrinen Funktionen. Dies alles ist für die Überwindung der Allergiesituation von großer Bedeutung. Typisch für die Rheumatiker ist eine eigenartige Verklumpung der roten Blutkörperchen, die das Blut schwerflüssig macht („blood sludge"). Auch diese Verklumpung löst sich durch die Rohkost, womit die Blutversorgung aller Gewebe erleichtert und verbessert wird. Es ist wirklich staunenswert, wie ein Organismus unter dem Einfluß dieser Diät aufzublühen beginnt.

Wenn sich nach 2–4 Wochen reiner Rohkost eine befriedigende Besserung einstellt, kann die Ernährung erweitert werden durch Gemüsebouillon, Vollkornbrei und gekochte Kartoffeln in der Schale. Zeigen sich weitere gute Fortschritte und können die Besserungen auf einem gewissen Niveau gefestigt werden, so sind noch mehr Zulagen erlaubt: verschiedene gekochte Gemüse, Vollkornbrot und etwas Butter und, nach Abklingen der Allergiesituation, versuchsweise auch etwas milder weißer Käse und Quark. Allerdings muß die Ernährung weiterhin salzarm, fettarm, aber frischkostreich sein und ganz frei bleiben von den erwähnten Reizmitteln, von Fleisch und denaturierten Nahrungsmitteln. Durch die Überwindung der möglichen Heilkrisen in den ersten Wochen und die starke Verbesserung der Reaktionssituation erleben die Patientinnen und Patienten mit Erleichterung und Freude die erstaunliche Heilwirkung der Diät. Die Erfolge spornen an, und das Weiterfahren auf diesem Weg zur Gesundheit fällt nicht mehr schwer.

Was neben der Ernährung auch wichtig ist und zur Heilung beitragen könnte, erfahren Sie im vorangegangenen Kapitel „Die Behandlung der rheumatischen Krankheiten".

Zur Vorbeugung und zur Vermeidung von Rückfällen
Wie verschieden auch die Ursachen sein mögen, die bei der Entstehung rheumatischer Erkrankungen zusammenwirken, so gehen sie doch letztlich alle auf Störungen der Lebensordnung zurück. So schrieb Dr. Bircher-Benner, der sich noch in den letzten Tagen vor seinem Tode mit dem Rheumaproblem beschäftigte: „Es gibt eine Verhütung der Rheuma-Krankheiten, und zwar eine sichere und zuverlässige: *das Leben im Reiche der Ordnungen*."

Das Leben heute bewegt sich allerdings für die meisten Menschen keineswegs „im Reiche der Ordnungen"! Im Gegenteil: Streß bei der Arbeit, Übermaß an Erregungen, Eindrücken, Vergnügungen, unausgeglichenes Essen und Trinken schwächen mit der Zeit die Widerstandskraft gegen Krankheiten. Mangel an Bewegung, frischer Luft und zu kurzer Schlaf reduzieren ebenfalls die Lebenskräfte. Für besinnliche Stunden und kreatives Tun findet der moderne Mensch kaum die nötige Muße. Aus seinem Teufelskreis aber führt ihn kein Wundermittel heraus, sondern nur die Rückkehr zur natürlichen Lebensordnung. Diese Wahrheit ist einfach und der Weg offen für jedermann. Aber begehen muß ihn jeder und jede selber. Diese Einsicht ist wesentlich für Patienten, die eine schwere Rheumaerkrankung überwunden haben und einen Rückfall vermeiden wollen. Aber auch wer sich vor rheumatischen oder arthritischen Krankheiten bewahren will, muß diese Zusammenhänge verstehen.

Das Reich der Ordnungen fängt beim *Tagesrhythmus* an. Früh aufstehen und früh schlafen gehen. Wer nicht zu den eher seltenen „angeborenen" Nachttypen gehört, wird staunend erleben, wie viel frischer und leistungsfähiger man sich dabei fühlt. Das vegetative Nervensystem ist in seinem Wechsel zwischen „Leistungsgang" und „Spargang" auf Übereinstimmung mit dem Umweltrhythmus (Tag und Nacht) eingerichtet und erschöpft sich viel zu rasch, wenn die Nacht zum Tag gemacht wird und umgekehrt. Zum natürlichen Rhythmus gehört auch eine ausreichende Mittagspause mit einem entspannt genossenen Mittagessen und einer anschließenden Mittagsruhe. In der modernen Arbeitswelt läßt sich eine solche Mittagspause jedoch sehr häufig nicht praktizieren. Einstündige Mittagszeit, Verpflegung in Kantine, Restaurant oder am Imbißstand sind die Realität. Aus diesen Sachzwängen kann man sich befreien, indem man wenigstens kein Junkfood oder Fastfood kauft und stattdessen von zuhause einen kleinen gesunden Lunch (Früchte, Nüsse, Brote mit Rohgemüse und ev. etwas Frischkäse) mitnimmt, den man am Arbeitsplatz (im Sommer im Freien) essen kann und statt zu schlafen sich eine Viertelstunde bewegt. Ein Kompromiß zwar, aber in einer Situation, die sich nicht ändern läßt, eine akzeptable Lösung. Die Hauptmahlzeit am Abend sollte dann möglichst früh eingenommen werden und keine schwerverdaulichen Gerichte enthalten.

Körperbewegung ist ein Thema! Der heutige Mensch sitzt zu viel, bewegt sich zu wenig. Es zeigt sich allerdings ein gewisser Trend zu mehr körperlicher Aktivität, seit es die modernen Bewegungsmöglichkeiten wie Joggen, Mountainbiken, Snowboarden, Skaten und so weiter gibt. Man kann sich aber auch „altmodisch" bewegen und schwimmen, wandern, spazieren, Ballspielen. Wichtig ist eher ein regelmäßiges, tägliches „kleines" Bewegungsprogramm als große Wochenend-Leistungen, die einen Nicht-Sportler mehr stressen denn entspannen.

Regelmäßig soll auch *bewußtes Atmen* geübt werden. So oft als möglich, bei guter Luft am offenen Fenster oder draußen beim Spazierengehen. Sehr zu empfehlen ist ein tägliches *Luftbad* von 5 Minuten: Man stellt sich nackt ans offene Fenster oder legt sich im Sommer auf den Balkon oder in den Garten (im Schatten) und massiert die Haut am ganzen Körper mit einer Trockenbürste. *Sonnenbäder* darf man heute leider nicht mehr bedenkenlos genießen. Weil aber bei sinnvollem Sonnenbaden die Haut sich strafft und samtweich wird und der ganze Organismus auflebt, sollte man nicht völlig darauf verzichten, jedoch die bekannten Vorsichtsmaßnahmen beachten: leichte Bewegung ist besser als regungsloses „Braten". Die erste halbe Stunde ganz ohne Sonnencrème besonnen, damit die lebenswichtige UV-B-Strahlung aufgenommen werden kann (Vitamin D 3). Danach soll ein kristalliner Sonnenschutz mit sofortiger Wirkung verwendet werden. Abschließend eine erfrischende kühle Brause.

Wasseranwendungen sind auch rheumatisch Veranlagten anzuraten. Zwar schrecken sie im allgemeinen vor Kälte zurück, gerade sie bedürfen aber einer intensiven Belebung der geschwächten Reaktionsfähigkeit durch Kältereize. *Wechselwarme Duschen* werden meist gut ertragen; sie kräftigen den Körper und verleihen Wohlgefühl: täglich steigernd 1, 2, 3 Minuten heiß und dann 20–40 Sekunden kalt, 2–3 mal im Wechsel. Es entsteht eine intensive Hautrötung, Müdigkeit verschwindet. *Kalte Güsse* mit kräftigem Strahl über Arme und Beine erfrischen herrlich, werden aber nur angewendet, wenn man gut durchwärmt ist und sich genügend bewegt hat, nicht aber direkt nach dem Aufstehen.

Wechselwarme Fußbäder helfen bei Kopfschmerzen und Blutandrang zum Kopf: zwei tiefe Eimer, einer mit 39°igem Wasser (bis Wadenhöhe), der andere mit Leitungswasser gefüllt. Füße 5–10 Minuten im heißen, dann 10–20–40 Sekunden im kalten Wasser, ca. 3 mal wiederholen, immer heißes Wasser nachfüllen, mit kaltem Wasser abschließen. Gegen Schlafstörungen kann „*Wassertreten*" in einem Kübel mit kaltem Wasser (12 cm hoch) oder in der Badewanne helfen. Nicht anzuwenden sind zu lange und zu heiße Bäder. Rheumatiker sollten sich auch nicht zu warm kleiden.

Die Ernährung. Zur Vorbeugung und Rückfallverhütung müssen Menschen mit rheumatischer Anlage vor allem auch in der Ernährung zurückfinden ins Reich der Lebensordnung. Sie brauchen eine lebensfrische Nahrung mit Obst, Rohgemüse, Nüssen und ev. Vorzugsmilch (zusammen mindestens die halbe Tagesmenge). Dazu Vollkorngerichte, Gemüse und Kartoffeln und wenig Frischmilchprodukte. Für die Saucen zum Rohgemüse nur kaltgepreßte Öle mit hochungesättigten Fettsäuren (Distelöl, Sonnenblumenöl) verwenden; sie wirken cholesterinsenkend und antioxydant. Eine Hauptmahlzeit und zwei einfache

Nebenmahlzeiten sollten genügen und die Nahrungsmenge eher knapp bemessen sein. Reizmittel, Süßigkeiten, Weißmehlgerichte, fett- und eiweißüberreiche Nahrungsmittel (Fleisch, Käse!) sind als gelegentliche Ausnahmen, nicht als tägliche Gewohnheit zu genießen. Es ist überraschend, wie schnell das Verlangen nach solcher Nahrung vergeht, wenn man sich an die neuen Geschmackswerte gewöhnt hat und, vor allem, mit einem neuen, schon lange nicht mehr gekannten angenehm-frischen Lebensgefühl entschädigt wird. Da ist ein Verzicht kein eigentlicher Verzicht mehr! Das Gewicht sollte sorgfältig kontrolliert und das allgemeine Befinden beobachtet werden: Sobald das Gewicht die Norm erheblich über- oder unterschreitet, schaltet man eine kurze Periode mit der strengen Heildiät ein.

Sehr zu empfehlen ist Rheumatikern eine Leinölkur: Man nimmt morgens und abends vor dem Essen einen Eßlöffel Speise-Leinöl, mit etwas Zitronensaft vermischt. Sehr darauf achten, daß das Leinöl nicht ranzig wird (nur kleine Quantitäten kaufen, gut verschlossen im Kühlschrank aufbewahren).

Zu all diesen notwendigen und hilfreichen Maßnahmen muß aber noch die geistig-seelische Ausrichtung hinzukommen: die Besinnung auf die wesentlichen Aspekte des Lebens, das Loslassen von Nichtigkeiten und der Überschätzung materieller Werte, die schöpferische Selbstentfaltung, der Reichtum der Beziehungen zur Mit- und Innenwelt. Es kann nur jedem aktiven, betriebsamen Menschen empfohlen werden, Zeiten der Stille einzuschalten, erst recht wenn das Leben Streß, Spannung und Dauererregung schafft und Seele und Gefühlswelt zu kurz kommen. Es existiert heute ein großes Angebot an Schulungsmöglichkeiten für die seelisch-geistige Weiterentwicklung: autogenes Training, Yoga, Atemschulung (z. B. nach Middendorf „Der erfahrbare Atem", oder Zilgrei), Tai Chi, meditatives Tanzen, Feldenkrais, therapeutisches Malen und vieles mehr. Es mag sehr hilfreich sein, wenn der Arzt dem Patienten, dessen Gesundheitszustand und Temperament er gut kennt, eine Methode empfiehlt, die seinen Neigungen entspricht und so am meisten Erfolg versprechen dürfte.

Die vier Diätstufen

Die Diätstufe I

Die Rohsaftdiät

Diese strenge, aber äußerst wirksame Diätform kann und soll bei voller Arbeitstätigkeit im Allgemeinen nicht länger als 1 bis 2 Tage durchgeführt werden. Später, am dritten Tag, setzt die erste Heilkrise ein, eine erste Umschaltreaktion des Stoffwechsels und der Hormondrüsen. Die Reaktionen sind nicht sehr angenehm, doch bedeuten sie ein erstes Erwachen der Selbstheilungskräfte. Chronische und oft während Jahren unterdrückte Entzündungsherde müssen erfahrungsgemäß zu einem gewissen Grad aufleben können, damit der Körper in der Lage ist, den Entzündungsprozeß zu heilen.

Bei rheumatischen Leiden melden sich somit oft am dritten Tag der Rohsaftdiät die entzündlichen Gelenke. Nach verschieden langer Dauer heilt die Entzündung allmählich aus. Dabei können die Entzündungsherde der verschiedenen Gelenke nach und nach in Erscheinung treten. Eine längerdauernde Rohsaftdiätkur bei stark entzündlichen Rheumaformen bleibt deshalb der Klinikbehandlung vorbehalten.

Trotzdem kann man auch schwerere Rheumaerkrankungen erfolgreich zuhause behandeln. Man führt in diesem Fall die Rohsaftdiätkur jeweils am Montag und Dienstag durch und geht ab Mittwoch auf die Diätstufe II über. Wöchentlich wiederholen. Bei einer normalen Arbeitstätigkeit hat sich dieses Verfahren sehr gut bewährt. Der Wochenrhythmus der Diät hilft, die biologisch vorgegebene Wochenrhythmik des Heilungsvorgangs in Gang zu bringen.

Wer jedoch eine tage- bis wochenlange Rohsaftdiät zuhause durchführen möchte, sollte Bettruhe einhalten mit zweimal täglichem kurzem Durchbewegen des Körpers. Unerläßlich ist dabei die Betreuung durch einen in dieser Methode erfahrenen Arzt.

Die Heilungskrise:
Durch das oft plötzliche Absinken des Insulinbedarfs treten am dritten Tag oft hypoglykämische Reaktionen auf wie Schwäche, Schwindel, Zittern, Herzklopfen und eventuell Schweißausbrüche. Sie sind bei allen Menschen, die nicht an einer Zuckerkrankheit leiden, völlig harmlos. Durch das Einnehmen von einigen schon bereitgelegten Rosinen können diese Symptome rasch zum Verschwinden gebracht werden. Kopfschmerzen zeugen von der Ausschwemmung saurer Stoffwechselabbauprodukte aus dem Gewebe in die Blutbahn. Im Allgemeinen kann man sie mit einem wechselwarmen Arm- oder Fußbad (ev. Umschlägen) in erträglichen Grenzen halten. Keine Kopfschmerztabletten nehmen!

In der Heilungskrise des dritten Rohsaftdiättages stellt sich meist eine Verstimmung ein, die am vierten Tag von selbst wieder verschwindet. Nach besonderem Wohlbefinden um den siebten Tag herum kehrt die Verstimmung fast immer um den zehnten Tag wieder. Auch diese Verstimmung ist der Ausdruck des Erwachens einer zirkaseptanen (wöchentlichen) Heilungsrhythmik. Längere als wöchentliche Perioden würden bedeuten, daß der Organismus wegen tiefsitzender chronischer Krankheitsherde den Heilungsweg nicht finden kann. Diese Situation erfordert weitere Untersuchungen durch den in dieser Hinsicht geschulten Arzt.

Die seelische Verstimmung des dritten Saftdiättages äußert sich meistens in Form von Traurigkeit und Angst. Denken wir doch dabei an die Aufforderung C. G. Jungs: „Die Depression ist eine schwarze Dame. Geleiten Sie sie zu sich an den Tisch und hören Sie zu, was sie Ihnen zu sagen hat!" Es ist dies der wichtige Augenblick einer seelischen Öffnung, wo die Schutzmauer, die wir während Jahren um uns aufgebaut haben, um Verletzungen zu entgehen, unsere eigene Um- und Einmauerung aufzubröckeln beginnt. In dieser Diätphase treten intensive Träume auf, als Ausdruck des in Gang kommenden Heilungsvorganges. Alle tiefen Träume, auch Angstträume zeigen den Heilungsvorgang an; man braucht sich nicht vor ihnen zu fürchten. Mit den Träumen öffnet sich die Seele unserem Bewußtsein. In unserer ärztlichen Praxis haben wir die Erfahrung gemacht, daß jeder Heilungsvorgang des Körpers von Träumen begleitet ist. Versuchen Sie nicht, Ihre Träume mit Symboldeutungen zu ergründen. Symbole sind nicht Sie, sie sind nicht individuell. Bleiben Sie dagegen bei jedem Erwachen aus einem Traum einen Moment still und fragen Sie sich, wie Sie sich in diesem Augenblick fühlen. Nicht der Inhalt des Traumes, sondern das Gefühl, das er hinterläßt, ist seine wahre, individuelle Deutung. Neue Träume werden, wenn Sie Ihre Empfindungen spüren, weitere Antworten bringen. Für die Rohsaftdiät ist eine stark antidepressive Wirkung belegt, sie folgt den Heilungskrisen. Sie brauchen sich also keine Sorgen zu machen.

Selten treten heftige Ängste auf. In diesem Falle ist eine geeignete Hilfe sinnvoll (Gespräch, ev. homöopathische Therapie).

Verschiebungen des Monatszyklus während der strengen Rohsaftdiät kommen vor und können Empfängnisverhütungsmittel unsicher werden lassen. Geben Sie sich bei einer notwendigen Empfängnisverhütung zusätzliche Sicherheit.

Alleinlebende Menschen sollten eine erstmalige langdauernde Rohsaftdiät eher in der Klinik durchführen. Mitgefühl und Verständnis der begleitenden Personen sind bei dieser Diätform äußerst wichtig.

Die Rezepte für die Rohsaftdiät finden Sie im Rezeptteil. Bewährt haben sich 3 Saftmahlzeiten mit je 3–4 dl Frischsaft und je 2 dl Mandel-, Sesam- oder Pinienkernenmilch. Deren Zubereitung finden Sie im Rezeptteil. Die Reihenfolge, in welcher die einzelnen Säfte genossen werden, darf instinktiv gewählt werden. Genießen Sie die Säfte langsam, Schluck für Schluck.

In jedem Fall darf und soll zusätzlich beliebig viel Tee getrunken werden. Goldrautentee und Brennesseltee unterstützen die Harnausscheidung der anfallenden Stoffwechselschlacken. Bittertees fördern die Ausscheidung über die Leber und die Galle. Schon am Ende des ersten Safttages beginnt in der Regel eine Harnflut, verbunden mit einem bedeutenden, wohltuenden Gewichtsverlust, als Ausdruck der Entquellung des weichen Bindegewebes und dessen Grundsubstanz.

Spätestens am 7. Tag setzt im Allgemeinen ein deutliches Wohlbefinden ein, das am 10. Diättag einer zweiten, meist schwächeren und rasch vorübergehenden Heilungskrise Platz macht. Bei Patienten mit rheumatischen Leiden sind diese wöchentlichen Zeiten des Wohlbefindens in

59

den ersten Wochen oft noch von Schmerzen in den heilenden Gelenks- und Bindegewebsstrukturen überschattet.

Nach individueller Dauer der Rohsaftdiät kann auf die Diätstufe II übergegangen werden. Dauerte die Saftdiät aber weniger als drei Tage, so empfehlen wir deren wöchentliche Wiederholung im Wechsel mit Stufe II. Berufstätige fühlen sich bei diesem Vorgehen kräftig und wach, sodaß sie diese Diät im Wochenrhythmus wenn nötig über Wochen und Monate durchführen können.

Menüplan für Diätstufe I
Es ist sehr wichtig, daß Sie die allgemeinen Ratschläge zu dieser Rohsaftdiät beachten, um in den vollen Genuß ihrer Heilwirkung zu kommen.

Vollsaft-Tag
am Morgen 2 verschiedene Fruchtsäfte, je 200 g
200 g Mandelmilch
am Mittag 2 verschiedene Fruchtsäfte, je 200 g
Ein Gemüsesaft 200 g
200 g Mandelmilch
am Abend wie morgens

Fruchtsäfte und Gemüsesäfte sofort nach dem Pressen servieren. Jedes Stehenlassen bedeutet Wertverlust.

Vorschläge für Frucht- und Gemüsesäfte (ungemischte und schmackhafte Mischungen) sowie das Rezept für Mandelmilch oder ev. Schleimabkochungen als Zugabe zu den Säften finden Sie im Rezeptteil.

Die Diätstufe II

In dieser Stufe ist das ganze reiche Angebot der pflanzlichen Rohdiät enthalten. Die Mahlzeiten sollten wenn möglich mit Frischsäften oder wenigstens mit Früchten begonnen werden. Geeignet sind drei Mahlzeiten. Verspürt man dazwischen Hunger, so kann man ohne weiteres zwischen den Mahlzeiten etwas Obst oder Frischsaft zu sich nehmen. Da diese Diätform für den Organismus ökologisch (schonend) ist, fehlt hier die sogenannte „spezifisch dynamische" Verschleißwärmewirkung durch einen Abbau nutzloser Nahrungseinheiten. Die Diät wirkt dadurch kühlend. Es kann vorübergehend zu einer verminderten Körpereigenwärme kommen, die einer spontanen, periodisch einsetzenden Aufwärmung des Organismus durch eine Art Umschaltreaktion im Stoffwechsel und Hormonsystem Platz macht. Wer bei der Rohdiät friert, kann ohne weiteres eine warme Suppe aus frischgedämpften Gemüsen zubereiten, wie sie im Rezeptteil angegeben ist. Bei Rheuma sollte aber während der Heildiät auf Sellerie verzichtet werden, da dieser häufig nicht vertragen wird. Werden würzige Gemüsesorten wie Wirz, Tomaten und Zwiebel verwendet, wird das Salzen unnötig.

Die Rohgemüse dürfen mit einer feinen Salatsauce angerichtet werden, die aber keine tierischen Produkte und möglichst wenig Salz enthalten sollte. Auch hierfür finden sich geeignete Rezepte.

Müssen Sie kein Gewicht verlieren, so empfehlen wir den Genuß von Mandeln und ungerösteten Nüssen verschiedenster Art sowie von Sonnenblumen- und Kürbiskernen. In der ersten Zeit kommen oft periodisch Salzgelüste auf, die sich mit der Gemüsesuppe leicht stillen lassen. Bei starkem Verlangen nach Brot und Backwaren kann das Knabbern von Mandeln helfen. Süßgelüsten kommt Obst, gegebenenfalls Dörrobst entgegen. Doch verschwinden all diese Gelüste fast immer nach ein bis zwei Wochen und machen einem viel differenzierteren Geschmacksempfinden Platz.

Bei Einladungen kann bei dieser Diätstufe schon einiges mitgegessen werden, und die gelegentliche Ausnahme wird meistens gut vertragen, sofern auf die tierischen Produkte verzichtet werden kann.

Die Diätstufe II kann wenn nötig über viele Monate eingehalten werden, ohne daß ein Mangel an irgendeinem Nahrungsstoff entsteht. Sie ist vollständig und hochwertig und bringt ein besonderes Wohlbefinden und eine große geistige und körperliche Leistungsfähigkeit hervor.

Menüplan für Diätstufe II

Das Frühstück und das Abendessen bleiben sich für alle Tage gleich. Abwechslung bringen die je nach Jahreszeit verwendeten Früchte (eine Sorte allein oder schmackhafte Mischungen). Bei dieser Diätstufe wird das Birchermüesli nach dem Originalrezept (ohne Joghurt) oder mit Mandel- oder Sesampüree zubereitet, siehe Rezeptteil. Am Abend kann anstelle der geriebenen Nüsse eine Mandelmilch (ca. 2 dl) und anstelle der Früchte ein Fruchtsaft (ca. 2 dl) getrunken werden, wobei es wichtig ist, daß die Säfte langsam, schluckweise getrunken und gut eingespeichelt werden.

120–200 g	Birchermüesli
20–30 g	geriebene Mandeln oder Haselnüsse
	Früchte nach Belieben
1 Tasse	Hagebuttentee

Mittagessen

100–150 g	Früchte oder
50–100 g	Früchtekaltschale
50–100 g	grüner Salat
100–150 g	Rohgemüseteller
20 g	Nüsse aller Art (keine gesalzenen und gerösteten)
200 g	ev. 1 Glas unvergorener Apfel- oder Traubensaft

Zur Anregung geben wir Ihnen je sieben Beispiele von Rohkostzusammenstellungen für die vier Jahreszeiten. Lassen Sie sich aber auch von Ihrer Phantasie und Ihren Vorlieben inspirieren. Dabei sollte besonderer Wert auf die harmonische Verteilung von Knollen-, Wurzel- und Blatt-Rohgemüse gelegt werden.

Frühjahr:
1. Tag   Früchte – Nüsse (auch Dörrobst) – Radieschen – Fenchel – Kopfsalat
2. Tag   Früchte – Nüsse – Karotten – Tomaten – Kresse
3. Tag   Früchte – Nüsse – Karotten – Chicorée – Rucola
4. Tag   Früchte – Nüsse – Rettich – Lattich – Kresse
5. Tag   Früchte – Nüsse – Randen (Rote Beete) – Löwenzahn – Kopfsalat
6. Tag   Früchte – Nüsse – Blumenkohl – Spinat – Kresse
7. Tag   Früchte – Nüsse – Kohlrabi – Tomaten – Kopfsalat

Sommer:
1. Tag   Früchte – Nüsse – Rettich – Tomaten – Kopfsalat
2. Tag   Früchte – Nüsse – Karotten – Zucchetti – Rucola
3. Tag   Früchte – Nüsse – Blumenkohl – Radieschen – Kopfsalat
4. Tag   Früchte – Nüsse – Kohlrabi – Kresse – Kopfsalat
5. Tag   Früchte – Nüsse – Stangensellerie – Lattich – Kopfsalat
6. Tag   Früchte – Nüsse – mit Blumenkohl gefüllte Tomaten – Kopfsalat
7. Tag   Früchte – Nüsse – Karotten – Gurken – Rucola

Herbst:
1. Tag   Früchte – Nüsse – Karotten – Tomaten – Endivien
2. Tag   Früchte – Nüsse – Schwarzwurzeln – Spinat – Kopfsalat

3. Tag   Früchte – Nüsse – Randen (Rote Beete) – Peperoni – Kopfsalat
4. Tag   Früchte – Nüsse – Blumenkohl – Nüsslisalat (Feldsalat) – Endivien
5. Tag   Früchte – Nüsse – Karotten – Zucchetti – Kresse
6. Tag   Früchte – Nüsse – Rettich – Tomaten – Kopfsalat
7. Tag   Früchte – Nüsse – Radieschen – Gurke – Rucola

Winter:
1. Tag: Früchte – Nüsse – Schwarzwurzel – Rotkohl – Endivien
2. Tag: Früchte – Nüsse – Weisskohl – Cicorino rosso – Kopfsalat
3. Tag: Früchte – Nüsse – Karotten – Peperoni – Kopfsalat
4. Tag: Früchte – Nüsse – Randen (rote Beete) – Sauerkraut – Endivien
5. Tag: Früchte – Nüsse – Blumenkohl – Spinat – Nüsslisalat (Feldsalat)
6. Tag: Früchte – Nüsse – Tomaten – Chicorée – Rucola
7. Tag: Früchte – Nüsse – Karotten – Wirsing – Endivien

Die Diätstufe III

Sie entspricht einer vegetarischen Vollwertkost ohne tierische Produkte, also einer veganen Ernährung.

Alle nicht mit einem Stern versehenen Rezepte sind hierfür geeignet. Vorteilhaft ist es, bei Brot und Getreidegerichten den Weizen wegzulassen; Weizen kann unter Umständen einen allergischen Rheumaschub hervorrufen. Die Diätstufe III wird angewendet, sobald alle rheumatischen Schmerzen weitgehend verschwunden sind. Es hat sich aber bewährt, immer wieder ein bis zwei Wochen auf die Stufe II zurückzugreifen. Damit beugt man Rezidiven wirksam vor. Auch das Zwischenschalten von Safttagen ist sinnvoll. Dann sollten aber 3–4 Tage von Stufe II folgen, bevor wieder Stufe III zur Anwendung kommt.

Menüplan für 1 Woche ab Diätstufe III

Das Frühstück
bleibt sich für alle Tage gleich.
Birchermüesli mit Mandelpüree oder Sesampüree
Nüsse (Mandeln, Haselnüsse, Paranüsse, Walnüsse) gerieben übers Müesli gestreut oder ganz dazu serviert
Vollkornbrot mit Reform-Pflanzenmargarine
Kräutertee mit Honig

1. Tag
Mittagessen
Früchte aller Art
Rohgemüse: Blumenkohl, Tomaten, Lattich
Bohnen, gebratene Kartoffelstengelchen
Reis-Zitronenpudding

Abendessen
wie Frühstück, mit Zulage von Grünkernsuppe

2. Tag
Mittagessen
Früchte
Rohgemüse: Kohlrabi, Radieschen, Kopfsalat
Gemüsebouillon
Blumenkohl, Petersilienkartoffeln

Abendessen
wie Frühstück, mit Zulage von Schrotbrei mit Weinbeeren

3. Tag
Mittagessen
Früchte
Rohgemüse: Pastinake, Gurken, Kopfsalat

gedämpfte Erbsen im Reisring
Fruchtgelee

Abendessen
wie Frühstück, mit Zulage von Kartoffelsuppe

4. Tag
Mittagessen
Früchte
Rohgemüse: Karotten, Spinat, Kresse
Reissuppe
gedämpfter Kohlrabi,
Kartoffeln mit Tomaten

Abendessen
Früchte und Nüsse
Schrotbrei mit Pflaumenkompott

5. Tag
Mittagessen
Früchte
Rohgemüse: Randen (Rote Beete), Chicorée, Kopfsalat
gedämpfter Lattich, Schmorkartoffeln
gefüllte Äpfel
(mit Weinbeeren und Nüssen)

Abendessen
wie Frühstück, mit Zulage von Minestra
(mit Reiseinlage)

6. Tag
Mittagessen
Früchte
Rohgemüse: Rettich, Zucchetti, Feldsalat
Kräutersuppe
gedämpfter Blumenkohl,
Lyoner Kartoffeln

Abendessen
Birchermüesli, Nüsse
Vollkornbrot mit Nussa und Hagebuttenkonfitüre oder Honig

7. Tag

Mittagessen
Früchte, Dörrobst

Rohgemüse: Schwarzwurzeln, Gurken, Kopfsalat
gedämpfter Rosenkohl, japanischer Reis
Bananenkaltschale

Abendessen
Grapefruit, mit Rohzucker gesüßt
Sojanudeln mit frischer Nußbutter
Tomatensalat

Kleine Austauschtabelle für tierische Produkte, die bei Diätstufe III weggelassen werden müssen

Statt Butter
Reform-Pflanzenmargarine, ungehärtet (bei der Zusammensetzung auf der Packung darauf achten, daß sie kein Milcheiweiß enthält) als Brotaufstrich. Reform-Pflanzenfett zum Dämpfen und Backen. Nußmus zum Überschmelzen. Im Reformhaus gibt es verschiedene Sorten Nußmus (Mandelmus, Cashewmus, aus verschiedenen Nüssen gemischtes Mus), die sich nicht nur zum Rohgenuß eignen, sondern auch – mit etwas Wasser glattgerührt – kurz heißgemacht und über Gemüse oder Kartoffeln angerichtet werden können. Auch die Sesampaste eignet sich dafür.

Statt Rahm
Sojarahm aus dem Reformhaus für Saucen und gekochte Gerichte. Er läßt sich aber nicht schlagen. Mandelrahm aus Mandelpüree, mit Wasser und etwas Meersalz oder Honig (je nach Verwendung) mit dem Schwingbesen zu cremiger Konsistenz geschlagen.

Statt Milch
Milch ist nicht so leicht ersetzbar. Sie kann aber oft (z. B. bei Suppen) einfach weggelassen und dafür die Wasserzugabe entsprechend erhöht werden. Je nach Rezept und als Getränk können aber auch Mandelmilch, Soja- und Sesammilch, Pi-

nienkernenmilch, Reismilch und Kokosmilch verwendet werden (siehe Rezepte).

Statt Joghurt
Auch Joghurt ist nicht leicht ersetzbar. Im Reformhaus findet man zwar Sojajoghurt, leider meist süß! Bei den Rezepten für Birchermüesli gibt es aber genügend feine Varianten ohne Joghurt, und als Zwischenverpflegung eignen sich Nüsse und frische Früchte oder Dörrobst und ev. ein Stück Roggen- oder Dinkel-Knäckebrot mit Pflanzenmargarine.

Statt Eier
Pfeilwurzmehl oder Maisstärkemehl oder Kartoffelmehl zum Binden.
Tofu: pro 1 Ei 50 g Tofu, püriert.

Statt Mayonnaise
Mandelmayonnaise oder Mayonnaise aus Sojavollkornmehl ohne Weizenzusatz (siehe Rezepte).

Statt Käse und Quark
Geriebenen Käse als Zutat für Gemüse, Suppen, Teigwaren usw. einfach weglassen. Statt Käse und Quark für belegte Brötchen gibt es verschiedenste rein pflanzliche Aufstriche und als Beilage zu Salaten fixfertige Tofu-Burgers etc. (bei der Zusammensetzung beachten, daß kein Milch- oder Eiweiß sowie kein Weizen, keine Pilzbestandteile enthalten sind).

Statt Weizen
Für Getreidespeisen kann man alle anderen Getreidearten verwenden. Bei den Brotsorten wird leider meist auch bei Roggen- oder Gersten- oder Dinkelbroten etwas Weizenmehl beigemischt, also genau nachfragen und bei Knäckebroten die Zusammensetzung studieren.

Die Diätstufe IV

Sie entspricht einer dem Rheuma vorbeugenden, gesunderhaltenden Kostform. Ernähren Sie sich nach der Heilung weiterhin in dieser Art. Damit verhüten Sie gleichzeitig die meisten anderen chronischen Krankheiten wie Krebs, Herz- und Kreislaufkrankheiten usw. Schon in der Ajurveda, der medizinischen Heilkunst des alten Indiens, rechnete man bei einer solchen Ernährung mit einer hundertjährigen Lebenserwartung bei wunderbarer geistiger und körperlicher Gesundheit.

Menüplan für 1 Woche für Diätstufe IV

Das *Frühstück* bleibt sich jeden Tag gleich:
Birchermüesli oder Früchte oder Fruchtsaft
Nüsse ganz oder gerieben
Vollkornbrot mit Butter oder Reform-Pflanzenmargarine oder Nußmus
Hagebuttentee oder Kräutertee

Abendessen-Variationen
Birchermüesli oder
Früchte oder roher Fruchtsalat
oder ½ Grapefruit
dazu eine Suppe, Brot, Käse
oder Backkartoffeln mit Kräuterquark und Salat
oder belegte Brötchen und Salat
oder ein Reis- oder Teigwarengericht mit Salat

Mittagessen-Variationen

1. Tag
Früchte, Dörrfrüchte
Rohgemüse: Karotten, Endivien, Kopfsalat
Gemüsebrühe mit Brotwürfelchen
Schwarzwurzeln gedämpft, Tomatenkartoffeln

2. Tag
Früchte, Dörrfrüchte
Rohgemüse: Randen (Rote Beete),
Gurken, Kresse
Gefüllte Tomaten
Zitronencreme

3. Tag
Früchte
Rohgemüse: Sellerie, Tomaten, Feldsalat
Grießsuppe
Gehackter Kohl, Kümmelkartoffeln

4. Tag
Früchte
Rohgemüse: Schwarzwurzeln, Spinat,
Endivien
Karotten in Sauce, Polenta
Apfelcreme

5. Tag
Früchte
Rohgemüse: Rettich, Zucchetti, Kopfsalat
Gemüsesuppe
Krautstiele an Béchamelsauce,
Lyoner Kartoffeln

6. Tag
Früchte
Rohgemüse: Blumenkohl, Kresse, Kopfsalat
Kerbelsuppe
Spinatteigwaren mit Tomatensauce und
Käse

7. Tag
Früchte
Rohgemüse: Rohe, mit Selleriesalat
gefüllte Tomaten, Kopfsalat
Zucchettigemüse, Kartoffelpüree mit
Tomaten
Mandelflammeri mit Himbeersirup

Die Rezepte

Während der strengen Diät (Stufen I–III) dürfen nur die Rezepte angewendet werden, die nicht mit einem Sternchen (*) bezeichnet sind; für die milde Kostform sind alle Rezepte geeignet. Wenn die eine oder andere Zutat mit einem Sternchen (*) bezeichnet ist, soll man sie bei der strengen Diät weglassen.

Säfte

Säfte sind „Rohkost" in mechanisch verfeinerter Form als zusätzliche spezielle Anreicherung und bei Magen-Darm-Krankheiten, wenn grobe Bestandteile (Zellulose) verboten sind. Die Frischsäfte sind energetisch wertvoll und verdauen sich fast von selbst, da alle Zellen aufgeschlossen sind. Der Beginn der Rohkost mit Frischsäften und Pflanzenmilch ist immer dann angezeigt, wenn Rohkost noch nicht vertragen wurde, da die Darmflora nicht in Ordnung ist.

Die unzerkleinerte Rohkost ist aber immer hochwertiger und kann auf die Dauer durch Säfte nicht ersetzt werden. Dagegen wird durch das Aufschließen der Pflanzenzellen in der Saftpresse ein höheres Energiepotential frei, das für die Induktion der Heilung über das Grundsystem von großer Bedeutung ist. Eine Heildiät soll deshalb immer mit Frischsäften begonnen werden und diese auch weiterhin enthalten.

Für die Zubereitung von Säften werden die Rohgemüse gründlich gereinigt (siehe Kapitel Rohgemüse), mit einer Handpresse oder elektrischen Zentrifuge gepresst und sofort serviert. Jedes Stehenlassen bedeutet Wertverlust und Veränderung durch Oxydation.

Die Diätstufe I kann auch über längere Zeit durchgeführt werden. Dann ist aber der Zusatz von frisch zubereiteter Mandel-, Sesam- oder Pinienkernenmilch wichtig, da deren hochwertige mehrfach ungesättigten Fettsäuren der Pflanzen für die Regeneration der Mitochondrien, der „Kraftwerke" der Zellen und die Zellmembranen von grosser Bedeutung sind.

Fruchtsäfte
a) Ungemischte Fruchtsäfte:
    Orangen, Mandarinen, Grapefruits, Äpfel, Birnen, Trauben, Erdbeeren, Heidelbeeren, Johannisbeeren, Himbeeren, Pfirsiche, Aprikosen, Pflaumen, Mango, Kaki, Kiwi, Melone

b) Gemischte Fruchtsäfte, z. B.:
    Apfel Orange
    Apfel Orange wenig Erdbeere
    Apfel mit Banane
    Birne Banane Orange Apfel
    Ananas Banane
    Ananas Banane wenig Heidelbeere
    Nektarine oder Pfirsich mit Birnen
    weisse Trauben Apfel
    Mango Orange
    Traube Birne Banane Apfel
    Kiwi Birne Banane
    Melone weisse Trauben Birne
    Pfirsich Banane
    Birne Apfel Banane
    Heidelbeere Apfel Banane
    Aprikose Apfel

Beigaben je nach Wunsch oder Vorschrift: Zitronensaft, etwas Reform-Vollzucker, Birnendicksaft oder besser Honig, Fruchtkonzentrat, Rahm*, Joghurt*, Mandelmilch.

Gemüsesäfte
Frisch verabreicht weisen sie einen hohen Gehalt an hochgeordneter Energie, Mine-

ralien und Vitaminen auf. Jeder Saft hat seinen speziellen Wert.

a) Ungemischte Gemüsesäfte:
Tomaten, Karotten, Randen (Rote Beete), Rettich, Kohl, Sellerie*, sämtliche Blatt-, Knollen- und Wurzelgemüse. Im Frühling Blutreinigungskur mit Brennessel-, Sauerampfer- und Löwenzahnsaft.

b) Gemischte Gemüsesäfte:
Es hat sich bewährt, bei erdigen Wurzelsäften ein wenig von einer sonnengereiften Frucht hinein zu geben.

Beispiele:
Karotten, Tomaten, Spinat zu gleichen Teilen (schmeckt vorzüglich)
Tomaten und Karotten
Tomaten und Spinat
Tomaten Fenchel
Tomaten Sellerie*
Tomaten Karotten Sellerie*Fenchel
Karotte, Apfel, Birne, etwas Orange und Randen (rote Beete)
Fenchel Apfel und ev. Birne
Karotte Apfel
Randen (rote Beete) Ananas

Abwechslungsweise Sauerampfer, Brennnessel, Schnittlauch, Petersilie, Zwiebeln, zarte Sellerieblätter* oder -knollen* und andere Kräuter mitpressen. Beigabe pro Glas (½-2 dl): 1 Teel. Mandelpüree, etwas Zitronensaft, ev. etwas Fruchtkonzentrat.

c) Kartoffelsaft:
Gut gereinigte, ev. geschälte Kartoffeln (keine unreifen, angegrünten oder gekeimten) zubereiten wie Karottensaft. Schmeckt nicht sehr gut (bei Sodbrennen, Magen- und Zwölffingerdarmgeschwüren ist er hochwirksam).

Schleim als Zusatz zu Säften
Der Schleim wird den Rohsäften zu 1/3 beigemischt; er neutralisiert die Schärfe des Frucht- oder Gemüsegeschmacks. Das Tagesquantum kann einmal täglich zubereitet und in der Thermosflasche bis zum Gebrauch aufbewahrt werden.

a) Reis- oder Gerstenschleim: 1 gehäuften Teel. Reis- oder Gersten-Vollkornmehl mit 2 dl kaltem Wasser anrühren und unter ständigem Rühren 5 Min. kochen. Erkalten lassen.

b) Leinsamenschleim:
1 Eßl. Leinsamen waschen, in 2 dl Wasser 10 Min. kochen, absieben und erkalten lassen.

Müesli

Alle Rezepte sind für 1 Person berechnet.

Das Apfelmüesli

Das Original-Apfelmüesli, wie es Dr. Bircher seinerzeit erfunden und tausendfach erfolgreich an seinen Patienten angewendet hat, ist auch nach unserer langjährigen Erfahrung die beste Diätspeise geblieben.

Am besten eignen sich für das Müesli die sauren, weißfleischigen, saftigen Äpfel, z. B. Kläräpfel, Gravensteiner, Sauergrauech, Menznauer Jäger, Jonathan, Ontario, Wellington, Glockenäpfel, Braeburn, Champagner-Reinetten.

Bei der Verwendung von trockeneren und faden Apfelsorten kann das Aroma angereichert werden mit etwas frisch abgeriebener Schale von ungespritzten Orangen oder Zitronen oder auch mit Orangensaft oder mit etwas Hagebuttenmus. Orangensaft muss nur bei etwas trockenen Äpfeln zugegeben werden. Bei sehr sauren Äpfeln kann die Menge des Zitronensaftes etwas reduziert werden. Das Müesli kann wenn nötig mit etwas Honig gesüsst werden.

Bei allen Müeslirezepten ist die Beigabe eines Esslöffels kalt gepressten Leinöls zu empfehlen. Leinöl muss in dunkler Kälte unter Luftverschluss aufbewahrt werden. Hat es einen typischen Leinengeschmack, so ist es bereits ranzig und sollte ersetzt werden. Besonders empfehlenswert ist Demeterleinöl in kleinen Fläschchen aus dem Reformhaus.

1 Eßl. (8 g) feine Haferflocken
3 Eßl. Wasser
ev. 1 Eßl. Zitronensaft
1 Teel. Honig
½ Orange, ausgepresst
200 g Äpfel
1 Eßl. Haselnüsse oder Mandeln, gerieben

Die Haferflocken wenn möglich 8 Stunden (fürs Frühstück über Nacht) einweichen. Haferflocken mit Zitronen- und Orangensaft zu glatter Sauce rühren. Die gewaschenen, von Stiel und Fliege befreiten Äpfel auf der Bircherraffel direkt in die Sauce reiben und öfters umrühren, damit das Müesli appetitlich weiß bleibt. Die Nüsse darüberstreuen und sofort servieren. Nie stehen lassen.

Varianten: Statt Haferflocken können Weizen-*, Reis-, Gerste-, Roggen-, Hirse-, Buchweizen- oder Sojaflocken verwendet werden, ev. auch mit Hefeflocken gemischt (Anreicherung mit Vitamin B).

Andere Variante: 1 Teel. eingeweichte Haferflocken mischen mit 1 Teel. Getreidekörner (24 Std. in Wasser einweichen, dann auf ein Sieb leeren, kalt abspülen, ganz, geschrotet oder gemixt).

Apfelmüesli mit Joghurt*

1 Eßl. Haferflocken
3 Eßl. Wasser
2 Eßl. Bifidus-Joghurt* oder Bifidus-Sauer- oder Buttermilch*
1 Teel. Honig
200 g Äpfel
1 Eßl. Haselnüsse oder Mandeln, gerieben
Zubereitung wie Grundrezept.

Apfelmüesli mit Mandel- oder Sesampüree
1 Eßl. Haferflocken
3 Eßl. Wasser
1 Eßl. Zitronensaft
1 Eßl. Mandel- oder Sesampüree
1 Eßl. Honig
3 Eßl. Wasser
200 g Äpfel
1 Eßl. Haselnüsse oder Mandeln, gerieben

Haferflocken 12 Stunden einweichen. Zitronensaft, Püree, Honig und Wasser mit dem Schwingbesen zu einer sämigen Sauce rühren, Haferflocken beifügen und Äpfel (wie im Grundrezept beschrieben) daruntermischen. Nüsse darüberstreuen, sofort servieren.

Müesli mit Beeren oder Steinobst (besonders reich an Vitamin C)
Zubereitung einer Mandel- oder Sesampüree-Sauce. Zuletzt beifügen: 150–200 g Erdbeeren oder Himbeeren, Heidelbeeren, Johannisbeeren oder Brombeeren, mit der Gabel leicht zerdrückt oder 150–200 g Zwetschgen, Pfirsiche oder Aprikosen, entsteint und durch die Hackmaschine getrieben oder mit dem Messer fein geschnitten. Bei Magen-Darm-Störungen sollten Zwetschgen und Aprikosen gemieden werden.

Müesli mit verschiedenen Früchten
folgende Kombinationen schmecken besonders gut
Erdbeeren und Himbeeren
Erdbeeren, Himbeeren und Johannisbeeren
Erdbeeren und Äpfel
Brombeeren und Äpfel
Äpfel mit feingeschnittenen Orangen- und Mandarinenschnitzen
Äpfel und Bananen
Äpfel und Pfirsiche

Sauce: Mandelpüree- oder Sesampüree-Sauce oder bei nicht strenger Heildiät auch Joghurtsauce.
Nur frische Früchte, keinesfalls Früchte aus der Dose (Fruchtsalat etc.!) verwenden.

Müesli mit getrockneten Früchten
Stehen einmal keine frischen Früchte zur Verfügung, kann man das Müesli auch mit Dörrobst (Äpfel, Aprikosen, Zwetschgen, Birnen) zubereiten. 100 g getrocknete Früchte werden gewaschen, 12 Std. in kaltem Wasser eingeweicht und durch die Hackmaschine getrieben. Mit Mandelpüree- oder Sesampüree-Sauce oder Joghurtsauce* vermengen. Bei Dörrobst soll man unbedingt auf gute Qualität ohne Konservierungs- und Bleichmittel achten, sonst könnten Magen- und Darmstörungen auftreten.

Gekeimte Getreidekörner
Besonders hoher Gehalt an Vitamin E- und B-Gruppe. Wirken allgemein kräftigend.

1. Tag, abends: Körner im Sieb unter dem fließenden Wasser waschen, in ein Schüsselchen geben. Mit Wasser überdecken. Zimmertemperatur, Ofennähe.

2. Tag, morgens: Abspülen und auf flachem Teller trocken ausbreiten. Zimmertemperatur, Ofennähe.

abends: In das Schüsselchen geben und mit Wasser überdecken. Zimmertemperatur, Ofennähe.

3. Tag, morgens: Abspülen und auf dem Teller trocken ausbreiten.

abends: In das Schüsselchen geben und mit Wasser überdecken. Zimmertemperatur, Ofennähe.

Am 4. Tag sollten die Körner 1–2 cm lange Keime entwickelt haben und sind so genußbereit.

Einfacher ist die Zubereitung gekeimter Getreidekörner in den praktischen Keimapparaten, die in verschiedenen Größen erhältlich sind.

Rohgemüse und Salate

Bei der Zubereitung von Rohgemüsen und Salaten beachte man drei Punkte:

1. Frischheit und Qualität
Geschmacklich und gesundheitlich am besten sind sonnengereifte, biologisch gezüchtete Gemüse, wenn möglich aus dem eigenen Garten. Kräuter und Tomaten lassen sich auch auf dem Balkon ziehen. Man wähle junge, zarte Blattsalate und Wurzelgemüse, nicht gebleicht, ohne welke Blätter oder angefaulte Strünke. Für eine Heildiät ist es besonders wichtig, nur ganz frische und qualitativ erstklassige Pflanzen zu verwenden.

Rohgemüse werden direkt vor dem Essen zubereitet und immer sofort mit der Sauce vermischt. Beim Stehenlassen an der Luft nimmt der Vitamingehalt der zerkleinerten Gemüse und Salate deutlich ab.

2. Gute Reinigung
Biologisch und ohne Jauchedüngung angebaute Gemüse enthalten keine Wurmeier. Trotzdem müssen alle frischen Pflanzen gründlich und sorgfältig gereinigt werden. Dabei ist zu bedenken, daß wasserlösliche Substanzen wie Vitamin C, Vitamine der B-Gruppe und Mineralstoffe im Wasser ausgelaugt werden.

3. Harmonische Zusammenstellung
Jeder Salatteller soll wenn möglich aus dem Dreiklang: Wurzel-Frucht-Blatt bestehen. Besonders grüner Blattsalat gehört in der Heildiät immer dazu. Bei den Saucen ist Abwechslung für die verschiedenen Zutaten der Rohkost erwünscht.

Ein farblich schön zusammengestellter Salatteller erfreut nebst dem Gaumen auch das Auge und regt den Appetit an. Kleine Garnituren aus Kräutern, Radieschen, jungen Karotten oder Oliven machen das Rohgemüsegericht noch farbenfroher und festlicher. Die Dreizahl sollte jedoch im Alltag pro Mahlzeit nicht überschritten werden; ein übertriebenes Vielerlei kann die Verdauung stören.

Reinigung der Blattgemüse
Bei Kopfsalat, Endivien, Lattich, Eisberg und ähnlichen Grünblattsalaten, bei Weißkraut, Kohl und Rotkraut usw. die Blätter auseinandernehmen und einzeln unter dem laufenden Wasser sorgfältig reinigen. Mehrere Male nachspülen und gut ausschwingen.

Kleinblättrige Salate wie Feld-(Nüssli-) und Schnittsalat, Spinat, Löwenzahn, Kresse, Rucola, Cicorino und Rosenkohl mehrmals in kleinen Portionen durchspülen, Würzelchen und zähe Stiele entfernen.

Chicorée halbieren, äußere Blätter entfernen und gut durchspülen.

Reinigung der Wurzelgemüse
Sellerie, Karotten, Rettich, Radieschen, Randen, Kohlrabi, Schwarzwurzeln. Mit einer Bürste unter dem laufenden Wasser reinigen, schälen und sofort in die fertige Sauce raffeln oder hobeln und gut mi-

schen, damit die Gemüse ihre frische Farbe nicht verlieren.

Reinigung der Gemüsefrüchte
Tomaten waschen und in Schnitze oder Scheiben schneiden. Gurken schälen und kleinschneiden oder hobeln. Biologisch gezogene junge Gurken brauchen nicht geschält zu werden.

Für Salate nur junge, zarte Zucchetti verwenden, gut waschen, nicht schälen, in Ringe oder Stäbchen schneiden.

Grüne und gelbe Peperoni (Paprikaschoten) sind weniger scharf als die roten. Waschen, halbieren, Kerne entfernen und kleinschneiden. Leider stammen heute Peperoni fast ausschließlich aus Hors-sol-Anbau.

Blumenkohl und Broccoli in größere Stücke zerlegen, rüsten und in Salzwasser einlegen oder sehr gründlich unter laufendem Wasser reinigen.

Stangensellerie waschen, schälen, zähe Teile wegschneiden.

Lauch und Fenchel halbieren, rüsten und unter der Brause waschen.

Spezielle Reinigungsmethoden
Wenn Sie sich bei einem Aufenthalt in südlichen oder tropischen Ländern selber verpflegen, sollten Sie für Gemüse, ev. auch für Früchte, deren Sauberkeit und Keimfreiheit nicht über alle Zweifel erhaben sind, folgende Reinigungsmethoden anwenden (gilt im Übrigen auch für stark mit Jauche gedüngte Pflanzen).

1. Zur Befreiung von Wurmeiern und Ungeziefer wird das Gemüse in eine verdünnte Kochsalzlösung (1 Handvoll Salz auf 5 l Wasser) eingelegt. Dabei werden die durch eine Eiweißschicht haftenden Wurmeier gelöst und beim nachherigen Abspülen weggeschwemmt.
2. Bakterien, Colibazillen und Pilze, die in unseren Gegenden für einen gesunden Menschen keine Gefahr bedeuten, können mit Zitronensäure oder Essig entfernt werden. Man stellt eine Lösung von 60 g Zitronensäure (in Drogerien erhältlich) auf 1 l Wasser her und lässt besonders die Blattgemüse 15 Minuten in dieser Lösung liegen. Dann unter laufendem Wasser gut durchspülen. Zitronensäurelösung absieben und aufbewahren, sie kann 3–4 mal verwendet werden.
3. Knollen- und Fruchtgemüse werden nach dem Rüsten in einem Sieb für 10 Sekunden in kochendes Wasser getaucht. Dabei wird die äußere Schicht keimfrei, innen jedoch ist das Gemüse roh geblieben.
4. Frischgepresste Gemüse- und Fruchtsäfte werden auch ohne diese Vorbereitungen fast keimfrei, wenn man sie mit ausgepresstem Zitronensaft vermischt (1/5 der Gesamtmenge).
5. Zum Schutz vor Amöbeninfektionen in den Tropen taucht man die gerüsteten Gemüse in eine Chlorkalklösung (5 g Chlorkalk auf 1 l Wasser). Dann nachwaschen mit gekochtem Wasser, wodurch der Chlorkalk vollständig entfernt wird.

Salatsaucen

Ölsauce
1 Eßl. Öl (Oliven- oder Sonnenblumenöl aus erster Kaltpressung, Distelöl, Baumnußöl, immer etwas kalt gepresstes Leinöl zugeben)
1 Teel. Zitronensaft oder biol. Obstessig
etwas geriebene Zwiebel
ev. Knoblauch, gepresst
1 Teel. frische oder 1 Messerspitze getrocknete Kräuter
Alle Zutaten vermischen und die Sauce sämig schwingen.

Joghurtsauce*
2–3 Eßl. Joghurt
einige Tropfen Zitronensaft
etwas Zwiebeln, gerieben
ev. Knoblauch, durchgepreßt
1 Teel. frische oder 1 Messerspitze getrocknete Kräuter
1 Teelöffel Leinöl
Alle Zutaten mit dem Schwingbesen gut vermischen.

Rahmsauce*
2 Eßl. Rahm
1 Teel. Quark
1 Teel. Zitronensaft
etwas Zwiebeln, gerieben
ev. Knoblauch, durchgepreßt
1 Teel. frische oder 1 Messerspitze getrocknete Kräuter
1 Teelöffel Leinöl
Mit dem Schwingbesen alle Zutaten gut vermischen.

Mandelpüree- oder Sesampüree-Sauce
1 Eßl. Mandel- oder Sesampüree
3 Eßl. Wasser
1 Teel. Zitronensaft
etwas Zwiebeln, gerieben
ev. Knoblauch, durchgepreßt
1 Teel. frische oder 1 Messerspitze getrocknete Kräuter
1 Teel. Leinöl
Sesam- oder Mandelpüree mit dem Wasser langsam glattrühren und dann die übrigen Zutaten dazugeben.

Mayonnaise*
(ergibt 6–8 Portionen)
1 Eigelb
2 ½ dl Öl
einige Tropfen Zitronensaft
Das Eigelb zerquirlen, dann das Öl tropfenweise unter gleichmäßigem Rühren mit dem Schwingbesen beigeben. Zitronensaft beifügen.
Die Mayonnaise kann im Kühlschrank ein paar Tage aufbewahrt werden.
Für 1 Portion braucht man:
1 Eßl. Mayonnaise
1 Teel. Zitronensaft
ev. etwas Senf
1 Teel. Leinöl
1 Teel. frische oder 1 Messerspitze getrocknete Kräuter
Alle Zutaten gut vermischen.

Mayonnaise mit Soja-Vollkornmehl statt Ei (ergibt 6–8 Portionen)
2 Eßl. Soja-Vollkornmehl
6 Eßl. Wasser
2 dl Sonnenblumenöl

1 Teel. Leinöl
Soja-Vollkornmehl und Wasser zu einer glatten Masse verrühren, Öl langsam unter ständigem Rühren mit dem Schwingbesen beifügen.

Für 1 Portion:
dieselbe Mischung wie bei der normalen Mayonnaise

Vorschläge für Saucen- und Kräuterzugaben zu verschiedenen Salaten
(Schnittlauch, Petersilie und Zwiebeln können mit Maß jedem Rohgemüse beigefügt werden)

Kopfsalat	Ölsauce	Schnittlauch, Zwiebel
Schnittsalat	Ölsauce	Schnittlauch, Zwiebel
Endivien	Ölsauce oder Mayonnaise*	Schnittlauch, Zwiebel Petersilie
Lattich	Ölsauce	Basilikum, Majoran
Feld(Nüssli)salat	Ölsauce oder Mayonnaise*	Zwiebel
Kresse	Ölsauce oder Joghurtsauce*	Zwiebel
Spinat	Ölsauce oder Joghurtsauce*	Pfefferminze
Kohlsalate: Weißkraut, Wirsing, Rosenkohl, Chinesenkohl Sauerkraut	Ölsauce oder Mayonnaise*	Liebstöckel, Thymian, Bohnenkraut, Kümmel
Tomaten	Ölsauce oder Mayonnaise*	Basilikum, Thymian, Dill
Gurken	Ölsauce oder Rahmsauce*	Dill
Fenchel	Ölsauce oder Rahmsauce*	Schnittlauch
Peperoni	Ölsauce oder Mayonnaise*	Schnittlauch
Rettich	Ölsauce oder Joghurtsauce*	Schnittlauch
Radieschen	Ölsauce oder Joghurtsauce*	Schnittlauch
Stangensellerie	Ölsauce	Zwiebel, Schnittlauch
Zucchetti	Ölsauce oder Mayonnaise*	Dill, Borretsch, Basilikum
Karotten	Mandelmussauce oder Ölsauce	Majoran, Liebstöckel
Sellerie	Mandelmussauce oder Joghurtsauce*	Basilikum, Thymian
Randen (Rote Beete)	Mandelmussauce oder Mayonnaise*	Liebstöckel, Thymian, Kümmel
Blumenkohl	Mandelmussauce oder Rahmsauce*	Basilikum, Majoran
Chicorée	Mandelmussauce oder Rahmsauce*	Estragon, Majoran
Topinambur	Mandelmussauce	Thymian, Melisse
Kohlrabi	Mandelmussauce oder Joghurtsauce*	Thymian, Liebstöckel
Pastinaken	Mandelmussauce oder Joghurtsauce*	Thymian, Liebstöckel
Schwarzwurzeln	Mandelmussauce oder Rahmsauce*	Borretsch, Majoran
Rotkraut	Mandelmussauce oder Ölsauce	etwas geraffelte Äpfel, Kümmel, Liebstöckel

Variationen von gemischtem Salat

Chicorée mit Tomatenwürfelchen	Ölsauce oder Mayonnaise*
Peperoni und Fenchel	Ölsauce
Fenchel und Karotten und Tomatenwürfelchen	Mandelmussauce
Fenchel, Chicorée	Mayonnaise-* oder Mandelmussauce
Blumenkohl und Karotten	Mandelmussauce
Tomaten und Peperoni	Ölsauce oder Mandelmussauce
Rohe Tomaten gefüllt	
mit Gurken	Ölsauce oder Joghurtsauce*
mit Sellerie*	Mandelmussauce
mit Blumenkohl	Rahmsauce* oder Mandelmussauce
mit Weißkraut	Mayonnaise* oder Mandelmussauce

Selleriesalat* mit Soja-Mayonnaise
½ kleiner Sellerie*
½-1 Eßl. Zitronensaft
2 Baumnüsse
ev. ¼ Apfel
1 Prise Meersalz
1 Eßl. Soja-Mayonnaise (Rezept siehe Seite 107)

Die rohe Sellerieknolle in streichholzdünne Streifen schneiden oder hobeln. Zitronensaft darüberträufeln, um ein Braunwerden zu verhindern. Die grob gehackten Baumnüsse und den geraffelten Apfel dazugeben und mit der Mayonnaise* vermischen.

Sauerkrautsalat
Sauerkraut ist ein besonders wertvolles Rohgemüse, vor allem im Winter. Es ist roh leichter verdaulich als gekocht. Eine Beigabe von klein geschnittenem rohem Sauerkraut kann Geschmack und Bekömmlichkeit von gedämpftem Sauerkraut wesentlich verbessern. Für einen Salat wird Sauerkraut gelockert und klein geschnitten, mit einigen Kümmelkörnern oder gemahlenem Kümmel, 3–4 zerkleinerten Wacholderbeeren, hackter Zwiebel und einem in kleine Streifen geschnittenen Apfel vermischt. Als Sauce wählt man Ölsauce oder Mayonnaisesauce*. Dazu passen besonders gut Ackersalat (Rapünzchen) und ein rohes Wurzelgemüse.

Milcharten

Mandelmilch
vegetabile Eiweiß-Öl-Nahrung, reich an wertvollen ungesättigten Pflanzenölen, einschleimend, lindernd
1 Eßl. Mandelpüree
1½ Teel. Honig
1½ dl Wasser und ½ dl Obstsaft (bewirkt eine leichte Eindickung)

Mandelpüree und Honig mit dem Schneebesen verrühren und das Wasser tropfenweise zugeben. Zum Schluß den Obstsaft beifügen.

Mandelmilch aus frischen Mandeln
besonders leicht verdaulich
1½ Eßl. Mandeln, geschält (keine bitteren!)
1 Teel. Honig
1½ dl Wasser

Mandeln, Honig und Wasser im Mixer mischen, ev. zusätzlich passieren.

Pinienkernenmilch
sehr reich an leicht verdaulichen, den Stoffwechsel schonenden vegetabilen hochwertigen Ölen und Eiweiß
1½ Eßl. Pinienkerne, gewaschen
1 Teel. Honig
1½ dl Wasser

Zubereiten wie Mandelmilch.

Sesammilch
2 dl Wasser (kalt oder lauwarm)
1 gestr. Eßl. Sesampüree
1 Teel. Zitronensaft
1 Teel. Honig

Sesampüree und Honig mit dem Schneebesen verrühren und das Wasser tropfenweise zugeben. Zum Schluß den Zitronensaft beifügen.

Sesamrahm
Wie Sesammilch, aber mit weniger Wasserzusatz. Für Kaltschalen und als Rahmersatz

Sesamfrappé
Wie Sesammilch oder Sesamrahm mit Beigabe von Obstsaft, Süßmost, Obstkonzentraten.

Sojamilch
1 Tasse Sojabohnen
7 Tassen Wasser
1 Eßl. Fruchtzucker
Wasser

Bei Soja muss heute besonders genau auf eine Gentechnikfreie und kontrolliert biologische Herkunft geachtet werden. Sojabohnen waschen und trocknen, in einer Mandelmühle mahlen. 2 Std. einweichen, dann 20 Min. im Einweichwasser unter ständigem Rühren kochen und passieren. Wasser beifügen bis zur Konsistenz der Kuhmilch. Fruchtzucker zugeben und erkalten lassen.

Butter*, Pflanzenfette und Öle
Schonendes Kochen und Dämpfen

In der Bircherküche verwenden wir für die Rohkost ausschließlich kaltgepresste Öle sowie Mandel- und andere Nußpürees, für die Zubereitung gekochter Nahrung auch sparsam frische Butter* und Pflanzenfette. Pflanzenöle sollen grundsätzlich nicht erhitzt werden, da sich dadurch die ungesättigten Fettsäuren in gefährliche Radikale umwandeln können.

Frische Butter*
zum Verfeinern der Gerichte. Sie darf in den angegebenen Mengen auch bei Herz/Kreislaufkrankheiten und bei dieser Diätform verwendet werden.

Reform-Pflanzenmargarine und Reform-Speisefette
(in der Schweiz z. B. Nussella, Olima, in Deutschland Vitaquell, Eden) sind Pflanzenfett-Emulsionen aus natürlich festen, also ungehärteten Fetten wie Kokosöl oder Palmkernöl in Verbindung mit einem höchstmöglichen Anteil flüssiger Öle und Keimöle, insbesondere Sonnenblumenöl.

Nußmus und Mandelpüree
besitzen einen sehr feinen nußähnlichen Geschmack. Vielseitig auch als Schonkost verwendbar oder anstelle von frischer Butter* oder Reform-Pflanzenmargarine zu Gemüsen, Kartoffeln, Reis, Teigwaren.

Sonnenblumenöl kaltgepresst, Maiskeimöl, Distelöl, Leinöl, Olivenöl kaltgepresst
biologisch schonend behandelt, reich an ungesättigten Fettsäuren, sind sie für die meisten Menschen leichter verdaulich als erhitzte Butter*. Die Pflanzenöle sollen aber, wie erwähnt, nicht erhitzt werden, da sich dabei gefährliche Radikale entfalten können. Leinöl hat einen sehr ausgeprägten Geschmack und eignet sich, mit etwas Zitronensaft vermischt, nur für gewisse Rohgemüse. Hingegen ist es für Rheumatiker als Kur besonders zu empfehlen: 2x2 Eßl. pro Tag; Öl nicht offen stehen lassen und gut verschlossen im Kühlschrank aufbewahren. Der Zusatz von Zitronensaft schützt vor Oxydation.

Schonendes Kochen und Dämpfen
Heute wird kaum eine Hausfrau oder Berufstätige auf den Dampfkochtopf verzichten wollen. Zeitsparend und erst noch gesünder – wer möchte sich diese Vorteile entgehen lassen!

Vor allem bei den Suppen lohnt sich der Einsatz des Dampfkochtopfs bei praktisch allen Rezepten. Die Kochzeit beträgt nur ⅓ bis ¼ der normalen Kochzeiten.

Auch bei vielen Gemüse- und Kartoffelrezepten kann man im Dampfkochtopf schonend dämpfen und erhält in viel kürzerer Zeit Gerichte, deren Farbe, Aroma, Vitamine und Nährstoffe erhalten bleiben. Übrigens kann man bei Gemüse (nicht bei Kartoffeln) die Kochzeiten auch beim konventionellen Dämpfen nach Wunsch verkürzen, wenn man die Gemüse knackiger, „mit Biss" liebt.

Bei Getreidespeisen ist der Einsatz des Dampftopfes bei Sorten mit langen Kochzeiten (z. B. grobem Mais) empfehlenswert, nicht aber bei Teigwaren.

Suppen

Die Rezepte sind für 1–2 Personen berechnet

In den folgenden Suppen- und Gemüserezepten wird sehr viel Gemüsebrühe verwendet. In einem kleinen Haushalt lohnt es sich jedoch nicht, täglich frische Gemüsebrühe zuzubereiten. Stattdessen kann man gewöhnliches Wasser und zum Würzen vegetabile salzlose Gemüsebouillonwürfel oder -paste oder Sojawürfel oder Miso verwenden. Rahm* verfeinert Suppen und Gemüse, man kann aber meist auch Milch* verwenden. (Miso ist eine fermentierte Sojabohnenpaste, die sich ausgezeichnet zum Würzen eignet und ähnlich wie die Sojasauce schmeckt.)

Gemüsebrühe
als einzige Ausnahme ist dieses Rezept für 4 Personen berechnet

1 Eßl. Olivenöl oder Reform-Pflanzenfett
1 Zwiebel
2 Karotten
1 kleiner Sellerie (150 g)*
Kohl, Mangoldblätter
1 Lauchstengel
3–4 l Wasser
½ Lorbeerblatt
1 Prise Meersalz
Liebstöckel, Basilikum oder andere frische oder getrocknete Kräuter

Zwiebel mit der braunen Schale halbieren und Schnittfläche im Olivenöl oder heißen Pflanzenfett kurz rösten. Die kleingeschnittenen Gemüse beifügen und mindestens ¼ Std. zugedeckt auf kleiner Flamme dämpfen. Mit dem Wasser ablöschen und 2 Stunden auf kleiner Flamme kochen. Nach Belieben würzen.

Gemüsebouillon
3 dl Gemüsebrühe, frisch zubereitet
ev. etwas Sojawürfel oder Miso
10 g Nußmus
Petersilie, Schnittlauch, frischgehackte Kräuter

Die nach obigem Rezept zubereitete Gemüsebrühe über Nußmus und Kräuter anrichten. Ev. nachwürzen.

Reissuppe, klare
½ Eßl. Reform-Pflanzenfett
etwas gehackte Zwiebel
1 kleine Karotte
etwas Sellerie* und Lauch
1 Eßl. Reis
6 dl Gemüsebrühe
Schnittlauch

Zwiebel im Pflanzenfett hell andünsten, die feingeschnittenen Gemüse und den Reis beigeben, zusammen dämpfen. Heiße Gemüsebrühe zufügen und 15–20 Minuten kochen. Über feingeschnittenen Schnittlauch anrichten.

Reissuppe, gebundene
½ Eßl. Reform-Pflanzenfett
etwas Sellerie*
1 kleine Karotte
etwas Lauch
1 Eßl. Reis
½ Eßl. Vollkornmehl
6 dl Gemüsebrühe oder Wasser
1 Prise Meersalz
Sojawürfel
Liebstöckel, Petersilie, Basilikum, Majoran

½ Eßl. Rahm*
Schnittlauch

Die feingeschnittenen Gemüse im Fett dünsten. Das Vollkornmehl darüberstreuen, mit der Gemüsebrühe ablöschen und 30 Minuten kochen. Würzen, Kräuter beifügen. Rahm* und feingeschnittenen Schnittlauch in die Suppenschüssel geben, die Suppe darüber anrichten.

Reiscremesuppe
1 Eßl. Reis-Vollkornmehl
¼ Eßl. Vollkornmehl
½ dl Milch*
6 dl Gemüsebrühe
½ Eßl. Butter* oder Nußmus
1 Eßl. Rahm*
1 Prise Meersalz
Schnittlauch, Majoran, ev. Muskat oder Kümmel

Reis-Vollkornmehl und Vollkornmehl in der Milch* anrühren und in die kochende Gemüsebrühe geben. 30 Minuten kochen. Mit Kräutern und Meersalz würzen. Rahm* und Butter* oder Reform-Pflanzenfett oder Nußmus in die Suppenschüssel geben, Suppe darüber anrichten und zerquirlen.

Kräutersuppe
1 Eßl. Vollkornmehl
1 dl Milch*
5 dl Gemüsebrühe
1 Eßl. Rahm*
ev. 5 g Butter*, Reformpflanzenfett oder Nußmus
1 Prise Meersalz
Liebstöckel, Basilikum, Estragon, Majoran, Schnittlauch, ev. Muskat oder Kümmel

Vollkornmehl mit etwas kalter Milch* anrühren und in die kochende Gemüsebrühe einrühren. 15 Minuten kochen. Mit den Kräutern würzen. Rahm* und ev. Butter* oder Reform-Pflanzenmargarine in die Suppenschüssel geben, Suppe darüber anrichten und zerquirlen.

Hafercremesuppe
1 Eßl. Reform-Pflanzenfett
2 Eßl. feine oder grobe Haferflocken
6 dl Gemüsebrühe
etwas Sellerie*
1 Eßl. Rahm*
1 Prise Meersalz
Miso, Schnittlauch, ev. Muskat oder Kümmel
ev. getrocknete feingehackte Steinpilze

Haferflocken im Pflanzenfett kurz andämpfen, Gemüsebrühe und Sellerie* beifügen. Feine Haferflocken 10 Minuten, grobe mindestens 20 Minuten leise köcheln lassen. Rahm* und Meersalz in die Suppenschüssel geben und die passierte Suppe darüber geben. Nach Belieben würzen.

Hafergrützsuppe
½ Eßl. Reform-Pflanzenfett
2 Eßl. Hafergrütze
etwas Zwiebel, gehackt
7 dl Wasser oder Gemüsebrühe
1 dl Frischmilch*
etwas Sellerie*
1 Prise Meersalz
ev. 1 Eßl. Rahm*
Sojasauce, Schnittlauch, Petersilie, Majoran oder Borretsch

Zwiebel und Grütze in etwas Vorzugsbutter oder Reformpflanzenfett dünsten. Gemüsebrühe und Milch* sowie Sellerie* beifügen und 45–60 Minuten kochen. Rahm*, Meersalz und Sojasauce in die Suppenschüssel geben und die fertige Suppe darüber anrichten. Nach Belieben würzen.

Grünkernsuppe
½ Eßl. Reform-Pflanzenfett
etwas Zwiebel, gehackt
1 Eßl. feingeschnittenen Lauch
etwas Sellerie*, in feine Würfelchen geschnitten
1–2 Eßl. Grünkern, ganz oder geschrotet, 12 Std. eingeweicht
1 dl Wasser
5 dl Gemüsebrühe
1 Prise Meersalz
Liebstöckel (ev. Selleriekraut)

Zwiebel, Lauch und Sellerie* in etwas Vorzugsbutter oder Reformpflanzenfett gut durchdämpfen. Grünkern beifügen und etwas mitdämpfen. Mit Wasser und Gemüsebrühe ablöschen und 1–1½ Std. kochen. Salzen. Zum Schluss den frischen, feingehackten Liebstöckel beifügen und nach Wunsch die Suppe passieren oder mixen.

Waadtländer Grießsuppe (mit Kohl)
½ Eßl. Reform-Pflanzenfett
1 Eßl. Grieß
½ Eßl. Vollkornmehl
2 Eßl. Kohl
6 dl Gemüsebrühe
1 Eßl. Rahm*
5 g frische Butter*, Reformpflanzenfett oder Nußmus
1 Prise Meersalz, 1 Gewürznelke
Miso
Kümmel, ev. Muskat
Liebstöckel, Basilikum, Majoran, Petersilie, Schnittlauch

Grieß und Vollkornmehl im Pflanzenfett leicht dünsten. Den feingeschnittenen Kohl beigeben und mitdünsten, bis er zusammenfällt. Mit Gemüsebrühe ablöschen, Miso, Kümmel und Gewürznelke beifügen, ½ Std. köcheln. Mit Meersalz und Kräutern beliebig würzen. Rahm* und Butter* oder Reform-Pflanzenfett oder Nußmus in die Suppenschüssel geben und die fertige Suppe darüber anrichten.

Tomatensuppe
½ Eßl. Reform-Pflanzenfett
etwas Zwiebel
1 kleine Karotte
etwas Sellerie* und Lauch
1 Knoblauchzehe
1 Tomate
1 Eßl. Vollkornmehl
6 dl Gemüsebrühe
1 Prise Meersalz
ev. etwas Tomatenpüree
etwas Fruchtzucker
1 Gewürznelke, 1 Stückchen Lorbeerblatt
etwas Rosmarin
ev. getrocknete, kleingehackte Steinpilze
5 g Butter* oder Reform-Pflanzenfett oder Nußmus
1 Eßl. Rahm*
Schnittlauch

Kleingeschnittene Gemüse im Pflanzenfett gut durchdämpfen, zuletzt die Tomate beifügen. Vollkornmehl darüberstreuen und mit Gemüsebrühe ablöschen. ½ Stunde köcheln, dann passieren. Gewürze und ev. etwas Tomatenpüree beifügen. Butter* oder Pflanzenfett (oder Nußmus) und Rahm* in die Suppenschüssel geben und die fertige Suppe darüber anrichten. Mit kleingeschnittenem Schnittlauch bestreuen. Nach Wunsch 1 Eßl. Reis als Einlage in die Suppe geben oder geröstete Brotwürfelchen darüberstreuen.

Sommerliche Tomatensuppe
4 reife Sommertomaten
ev. 1 Teel. Zitronensaft oder
1 Teel. Fruchtzucker
1 Prise Meersalz
¼ dl Rahm*

Die Tomaten in Stücke schneiden, kurz aufkochen, würzen und passieren. Rahm* dazugeben und die Suppe lauwarm oder kalt servieren.

Verschiedene Gemüsesuppen (Karotten, Spinat, Blumenkohl, Broccoli)
½ Eßl. Reform-Pflanzenfett
etwas gehackte Zwiebel
1 ½ Eßl. Vollkornmehl
1 Prise Meersalz
5 dl Gemüsebrühe
1 dl Milch*
1 Eßl. Rahm*

Gemüse: 1 kleingeschnittene Karotte oder 1 kleine Tasse Spinat, gemixt oder fein gehackt, kleingehackter Blumenkohl (einige Röschen separat kochen und zurückbehalten)

Zwiebel und Karotten oder Blumenkohl oder Broccoli im Pflanzenfett dämpfen, Vollkornmehl darüberstreuen und leicht mitdämpfen. Mit Gemüsebrühe und Milch* ablöschen und 20–40 Minuten köcheln. Bei der Spinatsuppe zum Schluß den Spinat beifügen und nicht mehr kochen. Die fertige Suppe über den Rahm* in der Suppenschüssel anrichten. Bei der Blumenkohl- oder Broccolisuppe die zurückbehaltenen Röschen beifügen. Würzen: Für die Karottensuppe Selleriekraut* oder Liebstöckel, Rosmarin oder Majoran, 1 Teel. Kümmel.

Für die Spinatsuppe einige Pfefferminzblätter, Petersilie, Meersalz, Schnittlauch, 1 Prise Muskat.

Für die Blumenkohl- oder Broccolisuppe Spitze von Lorbeerblatt, Meersalz wenig Basilikum, Petersilie, Schnittlauch, Estragon.

Kerbelsuppe
½ Eßl. Reform-Pflanzenfett
etwas Zwiebel
1 mittlere Kartoffel, in Würfel geschnitten
½ Eßl. Vollkornmehl
5 dl Gemüsebrühe
1 Prise Meersalz
1 Eßl. Kerbel, gehackt
1 Eßl. Rahm*

Zwiebel im Pflanzenfett dünsten, Kartoffel beifügen, Vollkornmehl darüberstreuen und mit Gemüsebrühe ablöschen, salzen. ½ Std. kochen und passieren. Kerbel und Rahm* in die Suppenschüssel geben, Suppe darüber anrichten.

Lauchcremesuppe
½ Eßl. Reform-Pflanzenfett
½ Lauch, grob geschnitten
1 ½ Eßl. Vollkornmehl
6 dl Gemüsebrühe
1 Prise Meersalz
Kelpamare, Muskat
1 Eßl. Rahm*
ev. 1 Eigelb*

Lauch im Pflanzenfett dünsten, bis er zusammenfällt. Vollkornmehl darüberstreuen, mit Gemüsebrühe ablöschen und 30–40 Minuten köcheln. Mit Meersalz, Kelpamare und Muskat würzen. Passieren. In die Suppenschüssel Rahm*, ev. mit 1 Eigelb* zerquirlt, geben und die Suppe darüber anrichten.

Zwiebelsuppe
½ Eßl. Reform-Pflanzenfett
1 Zwiebel, in Streifen geschnitten
1 Eßl. Vollkornmehl
5 dl Wasser oder Gemüsebrühe
1 Prise Meersalz
Miso
Basilikum, Muskat
1 Eßl. Rahm*

Zwiebel im Pflanzenfett gut durchdämpfen. Vollkornmehl darüberstreuen und kurz mitdämpfen. Mit Gemüsebrühe ablöschen und ½ Std. kochen. Würzen und über dem Rahm* in der Suppenschüssel anrichten. Nach Belieben die Suppe passieren.

Kartoffelsuppe mit Lauch
1 Eßl. Reform-Pflanzenfett
½ Lauch, in feine Streifchen geschnitten
½ Eßl. Vollkornmehl
5 dl Gemüsebrühe
1 mittlere Kartoffel, kleingeschnitten
1 Prise Meersalz
Kelpamare oder Miso
Basilikum, Majoran
getrocknete, kleingehackte Steinpilze
1 Eßl. Rahm*

Lauch im Pflanzenfett gut durchdämpfen. Vollkornmehl darüberstreuen, mit der Gemüsebrühe ablöschen. Kartoffel beifügen und weichkochen. Würzen. Rahm* in die Suppenschüssel geben und die fertige Suppe darüber anrichten.

Braune Kartoffelsuppe
1 Eßl. Vollkornmehl
5 dl Wasser
1 mittlere Kartoffel, in Scheiben geschnitten
1 Prise Meersalz
Kümmel, ev. Majoran
½ Eßl. Käse*
etwas frische Butter* oder Olivenöl oder Nußmus

Vollkornmehl kastanienbraun rösten, mit Wasser ablöschen. Kartoffel beifügen und weichkochen. Würzen. Käse* und Butter* oder Reform-Pflanzenmargarine oder Nußmus in die Suppenschüssel geben und die Suppe darüber anrichten.

Erbsensuppe
50 g gelbe Erbsen, in 3 dl Wasser 12 Std. eingeweicht

1 kleine Kartoffel
3 dl Gemüsebrühe
½ Eßl. Reform-Pflanzenfett
etwas Zwiebel
2 Eßl. kleingeschnittenes Gemüse (Lauch, Karotten, Sellerie*)
ev. ½ Eßl. Vollkornmehl
1 Prise Meersalz
Petersilie, Schnittlauch
1 Eßl. Rahm*
1 Eßl. geröstete Brotwürfelchen

Die eingeweichten Erbsen und die Kartoffel in Gemüsebrühe und Einweichwasser weichkochen (1–1½ Std.). Passieren. Zwiebel und Gemüse im Pflanzenfett dünsten, Vollkornmehl darüberstreuen und mit der passierten Suppe ablöschen. 20 Min. weiterkochen, salzen. Über dem Rahm* in der Suppenschüssel anrichten und Petersilie, Schnittlauch und Brotwürfelchen darüberstreuen.

Minestra
½ Eßl. Reform-Pflanzenfett
etwas Zwiebel, feingehackt
2 Eßl. Lauch
einige Sellerieblätter*
½ Teller Mangoldblätter
7 dl Wasser oder Gemüsebrühe
1 Eßl. Liebstöckel oder Thymian
½ Knoblauchzehe, ausgepreßt
Basilikum, Petersilie, Schnittlauch
1 Prise Meersalz
15 g Teigwaren oder Reis
5 g Butter* oder Olivenöl oder Nußmus

Zwiebel im Pflanzenfett dünsten, Lauch, Sellerieblätter und Mangold, alles kleingeschnitten, langsam mitdämpfen. Gemüsebrühe beifügen, würzen und ½ Std. kochen. Teigwaren oder Reis 15–20 Minuten mitkochen. Zum Verfeinern Rahm* oder Nußmus beifügen.

Gemüse

Spinat, gehackt
¼l Gemüsebrühe
200 g Spinat (dicke Stiele entfernen)
½ Eßl. Reform-Pflanzenfett
wenig Zwiebel, gehackt
¼ Knoblauchzehe, durchgepresst
1 Eßl. Vollkornmehl
Spinatwasser
1 Prise Meersalz
Pfefferminzblätter, Salbei
1 Tasse roher Spinat
etwas frische Butter*, Olivenöl oder Reform-Pflanzenfett

Spinat in der Gemüsebrühe kurz abwellen, abgießen, hacken, wiegen oder mixen. Im Pflanzenfett Zwiebel und Knoblauch dünsten, Vollkornmehl darüberstreuen und mit dem Spinatwasser ablöschen. ¼ Std. kochen, würzen. Spinat dazufügen und heiß werden lassen. Den rohen Spinat sehr fein wiegen oder mixen und vor dem Anrichten mit etwas frischer Butter* oder Olivenöl dazugeben.

Spinat en branches (ganze Blätter)
½ Eßl. Reform-Pflanzenfett
etwas Zwiebel, gehackt
300 g Spinat (dicke Stiele entfernen, den gröberen Winterspinat ev. zuerst abwellen)
1 Eßl. Pinienkerne
1 Eßl. Rosinen
ev. etwas Gemüsebrühe
1 Prise Meersalz
Pfefferminzblätter, Salbei, Petersilie
ev. etwas flüssige Butter* oder Olivenöl

Zwiebel im Pflanzenfett goldgelb dünsten. Spinat dazugeben und nicht zugedeckt weichdämpfen. Pinienkerne, Rosinen und Gewürze beifügen, wenn nötig etwas Gemüsebrühe zugeben.

Lattich
1 Lattich
1 l Wasser
½ Eßl. Reform-Pflanzenfett
etwas Zwiebel, gehackt
1 dl Gemüsebrühe
1 Prise Meersalz
2 Eßl. Rahm*

Lattich halbieren, im Wasser halbweich kochen, abtropfen lassen, zusammenlegen und in feuerfeste Form geben. Zwiebel im Pflanzenfett goldgelb dünsten und über das Gemüse verteilen. Gemüsebrühe und Meersalz beifügen und 30–40 Min. im Ofen schmoren. 5 Min. vor dem Anrichten den Rahm* darübergießen.

Endiviengemüse
1 großer Endivienkopf

Zubereitung genau gleich wie beim Lattich.

Chicorée gedämpft
2 Stangen Chicorée
½ Eßl. Reform-Pflanzenfett
2 Eßl. Milch* oder Rahm*
1 Eßl. Gemüsebrühe
1 Prise Meersalz
Majoran, Thymian
etwas Butter* oder Reform-Pflanzenfett oder Nußmus

Chicoréestangen halbieren und in die Pfanne einschichten. Erhitztes Pflanzenfett sowie Milch* oder Rahm* und Gemüsebrühe über die Chicorée geben, würzen und zugedeckt auf kleiner Flamme ½ Std. dämpfen. Zerlassene Butter*, Olivenöl oder Nußmus über das angerichtete Gemüse gießen.

Krautstiele an Béchamelsauce*
3 Stengel Krautstiele
½ Eßl. Reform-Pflanzenfett
½ Zwiebel, gehackt
½ dl Gemüsebrühe
wenig Zitronensaft oder 1 Teel. Mandelpüree
1 Prise Meersalz
Estragon Lorbeer, Gewürznelke
Petersilie und Schnittlauch
Béchamelsauce* (siehe Rezept auf Seite 105)

Zwiebel und die in 3 cm lange Stücke geschnittenen Krautstiele im Pflanzenfett dämpfen. Gemüsebrühe und Zitronensaft oder Mandelpüree beifügen und zugedeckt auf kleiner Flamme ½ bis ¾ Std. weichkochen. Würzen. Das fertige Gemüse mit Béchamelsauce* mischen.

Krautstiele oder falsche Spargel
3–4 Stück Krautstiele, gerüstet
½ Eßl. Reform-Pflanzenfett
½ kleine Zwiebel, gehackt
wenig Zitronensaft
1 dl. Gemüsebrühe
Estragon, Lorbeer, Nelken
Petersilie, Schnittlauch
Remouladensauce* (Rezept auf Seite 106) oder Nußmus

Die in 10 cm lange Stücke geschnittenen Krautstiele in eine Pfanne legen. Zwiebel im Pflanzenfett dünsten und über die Krautstiele verteilen. Zitronensaft und Gemüsebrühe beifügen, würzen und auf kleiner Flamme ½ bis ¾ Std. weichkochen. Die „Spargeln" auf einer Platte anrichten und mit flüssigem Nußmus übergießen oder Remouladensauce* dazu servieren.

Stangensellerie
3–4 Stangen Stangensellerie
½ Eßl. Reform-Pflanzenfett
½ Zwiebel, gehackt
etwas Apfel, fein geschnitten
1 dl Gemüsebrühe
1 Teel. Mandelpüree
1 Prise Meersalz
Kelpamare oder Sojawürfel
Selleriekraut

Die in 8 cm lange Stücke geschnittenen Stangensellerie in eine Pfanne legen. Zwiebel und Apfel im Pflanzenfett dünsten und darüber verteilen. Gemüsebrühe und Mandelpüree beifügen und ½ bis ¾ Std. weichkochen. Würzen.

Fenchel
1 größerer oder 2 kleine Fenchel
½ Eßl. Reform-Pflanzenfett
wenig Zwiebeln, gehackt
1 dl Gemüsebrühe
1 Teel. Mandelpüree
1 Prise Meersalz
Kelpamare, Dill

Fenchel halbieren und in eine Pfanne legen. Die im Pflanzenfett gedünsteten Zwiebeln darübergeben. Gemüsebrühe beifügen und weichkochen. Würzen. Mandelpüree aufkochen und über die angerichteten Fenchel geben.

Karotten gedämpft
1 Eßl. Reform-Pflanzenfett
½ kleine Zwiebel, gehackt
je 1 Prise Fruchtzucker und Meersalz
3–4 Karotten
1 dl Gemüsebrühe
1 Teel. Mandelpüree

Majoran, Thymian, Rosmarin
Petersilie

Zwiebel im Pflanzenfett dünsten. Die in Scheiben oder Stengelchen geschnittenen Karotten dazugeben, ebenso die Gemüsebrühe und das Mandelpüree. 30–45 Min. dämpfen. Würzen. Zum Schluß die gehackte Petersilie darüberstreuen.

Karotten an leichter Sauce
¼ Eßl. Reform-Pflanzenfett
¼ Zwiebel gehackt
3–4 Karotten
½ Eßl. Butter* oder Olivenöl oder Nußmus
½ Eßl. Vollkornmehl
1 Prise Meersalz
½ dl Milch*
½ dl Wasser oder Gemüsebrühe
1 Prise Fruchtzucker
Petersilie
Rosmarin, Majoran, wenig Lorbeer, Thymian

Zwiebel im Pflanzenfett dünsten, die in kleine Scheiben geschnittenen Karotten beifügen und halbweich dämpfen. Mit Butter* oder Reform-Pflanzenfett (oder Nußmus), Vollkornmehl, Meersalz, Milch* und Gemüsebrühe eine dünne Sauce zubereiten, die Karotten hineingeben und etwa 30 Min. fertigkochen. Würzen.

Karotten an Béchamelsauce*
2 dl Gemüsebrühe
3–4 Karotten
Béchamelsauce* (Rezept Seite 105)
1 Eßl. Rahm*
Rosmarin, Majoran, Thymian
Petersilie

Die in dünne Stengelchen geschnittenen Karotten in der Gemüsebrühe weichkochen. Eine Béchamelsauce* zubereiten, dabei den Karottensaft verwenden und mit Rahm* verfeinern. Würzen. Die Sauce mit den fertigen Karotten vermischen und anrichten, gehackte Petersilie darüberstreuen.

Erbsen und Karotten
¼ Eßl. Reform-Pflanzenfett
wenig Zwiebel gehackt
100 g frische Erbsen, enthülst
1 dl Gemüsebrühe
Majoran, Thymian, Liebstöckel
Petersilie, Schnittlauch
150 g in Scheiben geschnittene Karotten, nach dem Rezept für gedämpfte Karotten zubereitet.

Zwiebel im Pflanzenfett dünsten, Erbsen und Gemüsebrühe beifügen und weichkochen. Würzen. Karotten und Erbsen mischen oder auf der Platte abwechslungsweise anrichten.

Erbsen auf französische Art
½ Eßl. Reform-Pflanzenfett
½ Zwiebel
¼ Salatkopf oder Lattich
150–200 g Erbsen, enthülst
1 dl Gemüsebrühe
1 Prise Meersalz
10 g Nußmus
1 Teel. Vollkornmehl
Petersilie, Schnittlauch
Majoran, Thymian, Liebstöckel

Zwiebel im Pflanzenfett dünsten, den in feine Streifen geschnittenen Salatkopf oder Lattich dazugeben, weiterdünsten. Erbsen und Gemüsebrühe beifügen und auf ganz kleinem Feuer dämpfen, bis sie weich sind. Würzen. Nußmus mit Vollkornmehl mischen, dazugeben und kurz aufkochen.

Kefen (Zuckererbsen) gedämpft
½ Eßl. Reform-Pflanzenfett
½ Zwiebel, gehackt

200 g Kefen
1 dl Gemüsebrühe
1 Prise Meersalz
etwas Petersilie oder Liebstöckel
Schnittlauch, Majoran, Thymian
frische Butter* oder Olivenöl oder Nußmus

Zwiebel im Pflanzenfett dünsten. Kefen, Gemüsebrühe und Kräuter dazugeben und zugedeckt ½ bis 3/4 Std. dämpfen. Würzen. Beim Anrichten frische Butter* oder Olivenöl oder Nußmus darübergeben.

Grüne Bohnen
½ Eßl. Reform-Pflanzenfett
½ Zwiebel, gehackt
wenig Knoblauch
250 g Bohnen
Bohnenkraut, Petersilie
1–2 Tomaten
1 Prise Meersalz
etwas Kümmel, Majoran, Bohnenkraut

Zwiebel und Knoblauch im Pflanzenfett dünsten. Bohnen, die in kleine Würfel geschnittenen Tomaten und die Kräuter beifügen und ca. 1 Stunde dämpfen. Wenn nötig etwas Wasser zugeben. Würzen.

Sellerie, gedämpft*
½ Eßl. Reform-Pflanzenfett
½ Zwiebel
½ Sellerie*
1 dl Gemüsebrühe
1 Prise Meersalz
etwas Zitronensaft, Majoran
1 Teel. Mandelpüree
feinste Apfelscheibchen, Nüsse

Zwiebel im Pflanzenfett dünsten. Sellerie* in kleine viereckige Scheiben schneiden, beifügen und dämpfen. Gemüsebrühe zugießen und ½ bis ¾ Std. weichkochen. Würzen. Zum Verfeinern Mandelpüree beifügen und nach Wunsch auch einige Apfelscheibchen mitdämpfen und zum Schluß mit gehackten Nüssen bestreuen.

Sellerie* mit Béchamelsauce*
1 kleinen Sellerie* wie oben zubereiten und zuletzt mit einer Béchamelsauce* (Rezept Seite 105) vermischen.

Schwarzwurzeln, gedämpft
ca. 250 g Schwarzwurzeln
½ Eßl. Reform-Pflanzenfett
½ Zwiebel, gehackt
1 dl Gemüsebrühe
1 Prise Meersalz
etwas Zitronensaft
Liebstöckel, Lorbeer, Gewürznelke,
Selleriekraut
Basilikum, Petersilie, Schnittlauch
Kelpamare
1 Teel. Mandelpüree

Die in fingerlange Stücke geschnittenen Schwarzwurzeln in eine Pfanne legen. Zwiebel im Pflanzenfett dämpfen und über das Gemüse verteilen. Gemüsebrühe dazugießen und zugedeckt auf kleinem Feuer 1 Std. kochen. Würzen. Zum Schluß Mandelpüree beifügen.

Randengemüse (Rote Beete)
Wurzelspitzen und Blätter bis ca. 2 cm abschneiden, gut waschen, ohne die Haut zu verletzen.
350 g Randen
½ Eßl. Reform-Pflanzenfett
½ Zwiebel, gehackt
1 dl Gemüsebrühe
je 1 Prise Fruchtzucker und Meersalz
¼ Lorbeerblatt, Liebstöckel, Kümmel,
Muskat
ganz wenig Knoblauch, Petersilie
etwas Zitronensaft, Zitronenmelisse
1 Eßl. Vollkornmehl, kalt angerührt
1 Eßl. Mandelpüree

Die Randen 2–3 Std. weichkochen und mit kaltem Wasser übergießen; im Dampfkochtopf ca 25 Min. Schälen und in feine Scheiben schneiden. Zwiebel im Pflanzenfett dünsten und das Gemüse beifügen. Gemüsebrühe, Kräuter und Gewürze ebenfalls dazugeben, gut mischen und ¼ Std. leicht kochen. Zum Binden das Vollkornmehl darunterrühren.

Am Schluß das Mandelpüree beifügen.

Topinambur
250 g Topinambur
½ Eßl. Reform-Pflanzenfett
½ Zwiebel, gehackt
Basilikum
1 Teel. Mandelpüree

Die Topinambur wie Kartoffeln in der Schale (Rezept Seite 97) kochen. Schälen und in Scheiben schneiden. Zwiebel im Pflanzenfett dünsten und Topinambur mitdämpfen. Würzen und zum Verfeinern das Mandelpüree darunterrmischen. Man kann die Topinambur auch mit Béchamelsauce* (Rezept Seite 105) und etwas geriebenem Käse* anrichten.

Tomatengemüse
4–5 Tomaten
1 Eßl. Öl
½ Eßl. Reform-Pflanzenfett
½ Zwiebel
Fruchtzucker
1 Prise Meersalz
ein wenig Knoblauch
Rosmarin, Majoran, Basilikum, Lorbeer, Muskat
ev. 1 Eßl. Maizena
Petersilie oder Schnittlauch oder Dill

Zwiebel und Fruchtzucker in Öl und Pflanzenfett in der Bratpfanne leicht bräunen. Die Tomaten mit kochendem Wasser überbrühen und schälen, in Stücke schneiden, zu den Zwiebeln geben und mitdämpfen, bis sie etwas eingekocht sind. Knoblauch und Gewürze beifügen und fertigkochen; zum Binden das Maizena daruntermischen. Über die angerichteten Tomaten reichlich gehackte Petersilie oder andere Kräuter streuen.

Tomaten gedämpft
2–3 Tomaten
1 Prise Meersalz
10 g Reform-Pflanzenfett
¼ Zwiebel, gehackt
Petersilie

Die halbierten Tomaten auf ein eingefettetes Blech oder in die feuerfeste Form legen. Kleine Stücklein Pflanzenfett auf jede Tomatenhälfte geben, ebenso die gedünstete Zwiebel und Petersilie darüber verteilen. Im Ofen kurz dämpfen. Nach Belieben werden einige Tomaten gemixt oder ganz fein gehackt, mit Rahm* vermischt, rasch aufgekocht und über die angerichteten Tomaten verteilt.

Tomaten mit Käsescheiben*
2 Tomaten
30 g Käse*
Petersilie

Die halbierten Tomaten auf ein eingefettetes Blech oder in die feuerfeste Form geben. Den Käse* in dünne Scheiben von der Größe der Tomaten schneiden und auf jede Hälfte eine legen. Im Ofen backen, bis der Käse* geschmolzen ist.

Gehackte Petersilie darüberstreuen und sofort servieren.

Tomaten, gefüllt
2–3 Tomaten
1 Teel. Reis pro Tomate
1 Prise Meersalz
Butter* oder Reform-Pflanzenmargarine oder Nußmus

etwas Zwiebel und Knoblauch
Rosmarin, Majoran, Thymian, Basilikum
Lorbeer, Muskat
ev. Gemüsebrühe

Von den Tomaten den Deckel abschneiden und aushöhlen. Das Tomatenmark hacken und mit 1 Teel. ungekochtem Reis und den Kräutern und Gewürzen vermischen. Die Masse einfüllen, Butter*flöckchen daraufgeben und die abgeschnittenen Deckel aufsetzen. Im Ofen bei guter Unterhitze 20–30 Min. backen.

Zucchetti-Tomatengemüse
½ Eßl. Reform-Pflanzenfett
½ Zwiebel, gehackt
1 Eßl. Öl
300 g Zucchetti
50 g Tomaten
1 Prise Meersalz
Knoblauch, Lorbeer, Muskat
Rosmarin, Majoran, Thymian, Basilikum
Petersilie, Schnittlauch, Dill
ev etwas Maizena
1 Teel. Mandelpüree

Zwiebel in Olivenöl und Pflanzenfett dünsten. Zucchetti in Würfel schneiden, Tomaten schälen und ebenfalls in Würfel schneiden. Beide Gemüse zugeben und weich schmoren. Würzen. Wenn sich zuviel Flüssigkeit gebildet hat, wird etwas angerührtes Maismehl (Maizena) und 1 Teel. Mandelpüree zuletzt beigefügt.

Zucchetti gebacken
200 g Zucchetti
1 Prise Meersalz
Vollkornmehl
Olivenöl oder Reform-Pflanzenfett

Zucchetti in fingerlange und -dicke Stengel oder 1 cm dicke Scheiben schneiden. Mit Meersalz bestreuen, auf einen Teller ausbreiten und wenige Minuten ziehen lassen. Dann im Vollkornmehl wenden und schwimmend im Öl oder Pflanzenfett backen.

Peperoni, grüne, gelbe oder rote
Sie eignen sich sehr gut als Beigabe zu anderen Gerichten.
150–200 g Peperoni
1 Eßl. Olivenöl oder Reform-Pflanzenfett
½ Zwiebel, gehackt
1 Prise Meersalz
Knoblauch, Lorbeer, Muskat
Rosmarin, Majoran, Thymian, Basilikum
Petersilie

Peperoni in Streifen schneiden und zusammen mit Zwiebel, Kräutern und Gewürzen in der Bratpfanne im Öl oder Pflanzenfett zugedeckt ½ Std. dämpfen.

Ratatouille (oder Peperonata)
50 g Peperoni
100 g Zucchetti
50 g Auberginen
1 Tomate
½ Zwiebel, gehackt
wenig Knoblauch
1 Eßl. Olivenöl oder Reform-Pflanzenfett
1 Prise Meersalz
Lorbeer, Muskat
Rosmarin, Majoran, Thymian, Basilikum, Petersilie

Peperoni, Zucchetti, Auberginen und Tomate (geschält) in Würfel schneiden. Zwiebel und Knoblauch im Öl oder Pflanzenfett dämpfen, Gemüse beigeben und zugedeckt 1 Std. dämpfen. Würzen. Wenn zuviel Saft entsteht, abgedeckt einkochen lassen.

Aubergines
200 g Auberginen
1 Tomate
Olivenöl zum Backen
1 Prise Meersalz
Käse*

Nußmus

Auberginen in Scheiben schneiden und in ziemlich viel Öl beinahe weich backen, dann in eine Auflaufform geben. Die in Scheiben geschnittenen Tomaten darauflegen. Mit geriebenem Käse* oder etwas Vollkornpaniermehl bestreuen oder mit Käsescheiben* belegen. Nußmus in Flöckchen darüber verteilen und ½ Std. im Ofen backen.

Artischocken
1 Artischocke
¾ l Wasser
1 Eßl. Zitronensaft
1 Prise Meersalz

Die Stengel dicht an den Artischocken abschneiden. Die untersten harten Blätter entfernen und die Spitzen abschneiden. Halbieren und Blüte herausschneiden, unter dem laufenden Wasser waschen und Schnittfläche mit Zitronensaft einreiben. Wasser zum Kochen bringen, Zitronensaft und Meersalz beifügen und die Artischocke darin weichkochen, ca. ¾ Std. Abtropfen lassen und auf warmer, mit Serviette belegter Platte anrichten. Mit Remouladensauce* oder Vinaigrette servieren.

Spargeln
½ Bund Spargeln
1 l Wasser
1 Prise Meersalz
geriebener Käse*
Nußmus

Die Spargeln waschen und großzügig schälen. Grüne Spargeln kann man fast ungeschält verwenden. Wasser zum Kochen bringen, die Spargeln in 20–30 Min. weichkochen, mit dem Schaumlöffel herausnehmen und auf einer mit Serviette belegten Platte anrichten. Geriebenen Käse* darüberstreuen und mit flüssigem Nußmus begießen.

Als Variante Sauce Vinaigrette oder Remouladensauce* dazu servieren.

Blumenkohl oder Broccoli
1 kleiner Blumenkohl oder Broccoli (250 g)
1 l Wasser
1 Prise Meersalz
Buttersauce* (Rezept Seite 105) mit Estragon, Zitronen oder Nußmus
Petersilie, Schnittlauch

Blätter und Strunk unter der Blume abschneiden. Strunk schälen und in größere Stücke schneiden, zarte Blätter behalten. 1 Stunde im kalten Wasser einlegen, nachher gut spülen. Die ganz belassene Blume und die Strunkstücke in ca. 20–30 Min. weichkochen. Auf heißer tiefer Platte anrichten und mit Olivenöl, Buttersauce* oder flüssigem Nußmus übergießen. Gehackte Petersilie und Schnittlauch darüberstreuen.

Rosenkohl gedämpft
½ Eßl. Reform-Pflanzenfett
200 g Rosenkohl
1 dl Gemüsebrühe
1 Prise Meersalz
Muskat, Basilikum
Nußmus

Rosenkohl im Pflanzenfett leicht dämpfen; wenig zarter Rosenkohl muß zuerst kurz abgewellt werden. Gemüsebrühe dazugeben und ½ Std. weiterdämpfen. Würzen. Beim Anrichten etwas flüssiges Nußmus darübergeben.

Kohl oder Weißkraut, gedämpft
½ Eßl. Reform-Pflanzenfett
½ Zwiebel, gehackt
250 g junger Kohl oder Weißkraut

1 dl Gemüsebrühe
1 Prise Meersalz
Knoblauch, Muskat, Kümmel
Basilikum oder Liebstöckel
Petersilie
ev. etwas Kelpamare

Zwiebel im Pflanzenfett dünsten. Kohl oder Weißkraut in 2 cm breite Streifen schneiden, beifügen und dämpfen, bis das Gemüse zusammenfällt. (Grüner, ausgewachsener Kohl muß zuerst kurz abgewellt werden.) Mit Gemüsebrühe ablöschen und auf kleinem Feuer ½ Std. weichkochen. Würzen.

Kohl, gehackt
200 g Kohl
1 l Wasser
1 Eßl. Reform-Pflanzenfett
½ Zwiebel, gehackt
etwas Knoblauch
1 kl. Eßl. Vollkornmehl
1 dl Gemüsebrühe
1–2 Eßl. Rahm*
Kelpamare oder Sojawürze
Muskat, Kümmel, Petersilie
1 Prise Meersalz

Den Kohl in 4 Stücke schneiden, weichkochen und abtropfen lassen, fein hacken. Im Pflanzenfett Zwiebel und Knoblauch goldgelb dünsten. Vollkornmehl darüberstreuen, leicht rösten. Mit Gemüsebrühe ablöschen, würzen und ¼ Std. kochen, dann den Kohl beifügen und heiß werden lassen. Mit Rahm* verfeinern.

Federkohl
wird wie Kohl zubereitet.

Saures Weißkraut
1 Eßl. Pflanzenfett
½ Zwiebel, gehackt
150 g Weißkraut
½ Eßl. Zitronensaft

½ Eßl. Vollkornmehl
½ dl Gemüsebrühe
½ dl Süßmost
1 Prise Meersalz
wenig Knoblauch
Kümmel, Muskat, Liebstöckel
weitere Zutaten nach Belieben:
Apfel, Tomaten, Pilze

Zwiebel im Pflanzenfett dämpfen, das feingeschnittene oder gehobelte Weißkraut mitdämpfen, Zitronensaft beifügen. Vollkornmehl zum Binden darüberstreuen. Mit Gemüsebrühe und Süßmost ablöschen und 1 Std. zugedeckt kochen. Würzen und beliebige Zutaten beifügen.

Rotkraut
1 Eßl. Reform-Pflanzenfett
½ Zwiebel, gehackt
250 g Rotkraut
½ Eßl. Zitronensaft
½ Apfel
1 dl Gemüsebrühe
½ dl Traubensaft oder Süßmost
1 Prise Meersalz
1 Apfel
etwas Butter* oder Olivenöl oder Nußmus

Zwiebel im Pflanzenfett dünsten, das feingehobelte Rotkraut, Zitronensaft und den in feine Scheiben geschnittenen Apfel dazugeben und mitdünsten. Mit Gemüsebrühe und Traubensaft ablöschen und auf kleiner Flamme zugedeckt 1–1½ Std. weichdämpfen. Einen geschälten, in Schnitze geschnittenen Apfel in etwas Butter* oder Olivenöl oder Nußmus schmoren und das angerichtete Rotkraut damit garnieren.

Kohlrabi mit Kräutern
1 Kohlrabi
½ Eßl. Reform-Pflanzenfett
½ Zwiebel, gehackt
1 dl Gemüsebrühe

1 Eßl. zarte Kohlrabiblätter, gehackt
1 Eßl. Rahm*
Béchamelsauce* (Rezept Seite 105)

Zwiebel im Pflanzenfett dünsten. Kohlrabi in 4 Stücke, dann in feine Scheibchen schneiden und mitdünsten. Gemüsebrühe dazugeben und zugedeckt ½-1 Std. kochen, zuletzt die Kohlrabiblätter und den Rahm* beifügen.
Die Béchamelsauce* zubereiten, mit verschiedenen gehackten Kräutern vermischen und über die fertiggekochten Kohlrabi anrichten.

Lauchgemüse
200 g gerüsteter Lauch
½ Eßl. Reform-Pflanzenfett
1 dl Gemüsebrühe
1 Eßl. Rahm*
geriebener Käse*

Pflanzenfett in der Bratpfanne erwärmen, den in 10 cm lange Stücke geschnittenen Lauch einschichten. Gemüsebrühe dazugießen und langsam, zugedeckt schmoren. Zuletzt Rahm* beifügen und mit geriebenem Käse* bestreuen.

Zwiebelgemüse
½ Eßl. Reform-Pflanzenfett
200 g Perlzwiebeln
je 1 Prise Zucker und Meersalz
1 dl Gemüsebrühe

Die Perlzwiebeln im Pflanzenfett langsam dämpfen, Zucker, Meersalz und Gemüsebrühe beifügen und ¾ Std. weiterdämpfen. Das Gemüse kann man mit Erbsen garnieren oder mit einer Béchamelsauce* (Rezept Seite 105) servieren.

Kastaniengemüse
250 g Kastanien
½ Eßl. Reform-Pflanzenfett
½ Eßl. Fruchtzucker oder Sucanat (Vollzucker)
1 dl Gemüsebrühe
1 Prise Meersalz
1 Eßl. Rahm*
frische Butter* oder Olivenöl
oder Nußmus

Kastanien einritzen und im heißen Ofen aufspringen lassen, schälen. Den Zucker im Pflanzenfett braun rösten, mit der Gemüsebrühe ablöschen und die Kastanien dazugeben. Salzen und etwa ½ Std. kochen, bis die Flüssigkeit eingedampft ist. Rahm* oder frische Butter* oder Olivenöl oder Nußmus über die angerichteten Kastanien geben. Auf pikante Art werden die Kastanien mit einer gehackten Zwiebel gedünstet und mit Bouillon (ohne Zucker) fertiggekocht. Zuletzt gibt man eine in Streifen geschnittene, gedünstete Zwiebel über die Kastanien.

Broccoli auf italienische Art
250 g Broccoli
1 Eßl. Olivenöl
½ Knoblauchzehe
Zitrone

Broccoli rüsten, Röschen ganz belassen, die Stiele in Stücke schneiden. In leicht gesalzenem kochendem Wasser die Stiele 6–7 Minuten vorkochen, dann die Röschen beifügen und weichkochen. Abtropfen und auf eine heiße Platte anrichten. Die kleingehackte Knoblauchzehe im heißen Olivenöl leicht anrösten und über die Broccoli anrichten. Mit etwas Zitronensaft überträufeln.

Linsen
100 g Linsen
2½ dl Gemüsebrühe
1 Prise Meersalz
½ besteckte Zwiebel
½ Eßl. Reform-Pflanzenfett
½ Zwiebel gehackt

1 Teel. Vollkornmehl
1 Teel. Zitronensaft
1 Eßl. Rahm*

Linsen über Nacht einweichen und abtropfen lassen, dann in der Gemüsebrühe mit besteckter Zwiebel weich kochen. Gehackte Zwiebel im Pflanzenfett dünsten, Vollkornmehl darüberstreuen und zu den Linsen geben. Mit Zitronensaft oder Rahm* verfeinern.

Salate von gekochten Gemüsen

Karotten, Sellerie*, Randen (Rote Beete), Bohnen, Blumenkohl, Broccoli, Zucchetti eignen sich besonders gut für diese Salate. Die Gemüse werden in Gemüsebrühe oder Wasser weichgekocht, abgetropft und kleingeschnitten (Würfelchen, Scheibchen, Röschen). Mit Salatsauce oder mit Vinaigrette, mit Mayonnaise* oder ev. mit Remouladensauce* anmachen. Als Gewürz Zwiebeln und gehackte Kräuter.

Kartoffelsalat
200 g Kartoffeln
½ dl Gemüsebrühe
1 Eßl. Öl
1 Eßl. Zitronensaft
½ Eßl. Rahm*
½ Eßl. Zwiebeln, gehackt
1 Prise Meersalz
Borretsch, Schnittlauch, Petersilie, Zitronenmelisse, Majoran, Thymian, Dill

Die Kartoffeln im Dampftopf weichkochen, noch heiß schälen und in Scheiben schneiden. Die heißgemachte Gemüsebrühe darübergießen und etwas stehenlassen, Öl, Zitronensaft und Rahm* gut zerquirlen und mit den Kartoffeln mischen. Mit Zwiebel, Meersalz und Kräutern würzen.

Kartoffelsalat mit Gurken
1 große Kartoffel
¼ Gurke
½ Eßl. Öl
½ Eßl. Zitronensaft
1 Prise Meersalz
½ Knoblauchzehe
Dill oder Borretsch, Schnittlauch, Petersilie, Zwiebel

Die Kartoffel wie oben beschrieben vorbereiten. Die geschälte Gurke auf grober Raffel raffeln und dazugeben. Öl und Zitronensaft zerquirlen und mit Kartoffel und Gurke vermischen. Mit Zwiebel, Meersalz und Kräutern würzen. Vor dem Anrichten die Salatschüssel mit der Knoblauchzehe ausreiben.

Salade niçoise
1 gekochte Kartoffel
1 kleine Tomate
Radieschen
einige Gurkenscheiben
1 Eßl. Öl
½ Eßl. Zitronensaft
1 Prise Meersalz
Petersilie, Schnittlauch oder Dill, Zitronenmelisse, Borretsch
einige Kopfsalatblätter

Kartoffel, Tomate und Radieschen in Scheiben schneiden und mit der Salatsauce aus Öl, Zitronensaft, Meersalz und Kräutern anmachen. Direkt vor dem Servieren die Kopfsalatblätter mit dem Salat vermischen.

Reissalat
50 g Reis
2 dl Wasser
1 Eßl. Öl
½ Eßl. Zitronensaft
1 Prise Meersalz
½ Eßl. Zwiebel, gehackt
¼ Tomate

Schnittlauch, Petersilie oder Basilikum
einige Salatblätter

Reis im Wasser kochen, kurz abspülen und erkalten lassen. Salatsauce zubereiten und die Zwiebel, die feingewürfelte Tomate und die Kräuter dazugeben. Den Reis mit der Sauce vermischen und auf Salatblätter anrichten

Gemüsesülzchen
2½ dl Gemüsebrühe
2 g Agar-Agar
einige Tropfen Zitronensaft
etwas Kelpamare
frische Gurkenscheiben
Tomatenwürfelchen
gekochte Blumenkohlröschen
gekochte Erbsen
gekochte, kleingeschnittene Bohnen
1 Prise Meersalz

Agar-Agar ist ein pflanzliches Gallertpulver, das anstelle der tierischen Gelatine für Gemüse- und Fruchtköpfchen, Saucen und Puddings usw. verwendet wird.

Das Agar-Agar-Pulver in die lauwarme Gemüsebrühe geben und langsam erhitzen, bis das Geliermittel gut aufgelöst ist. Mit Meersalz, Zitronensaft und Kelpamare würzen. In ausgespülte Förmchen etwas Sulz einfüllen, fest werden lassen. Mit Gemüsescheibchen garnieren, wieder Sulz darübergeben, fest werden lassen usw., bis die Förmchen gefüllt sind.

Die erkalteten Sülzchen stürzen und auf Salatblättern servieren.

Kartoffelgerichte

Kartoffeln in der Schale (Pellkartoffeln)
2–4 kleine Kartoffeln
Wasser
1 Prise Meersalz

Kartoffeln abbürsten und waschen. Pfanne mit gelochtem Einsatz oder Drahtsieb mit Wasser bis zum Einsatz füllen, Kartoffeln hineingeben, zudecken und 30 bis 40 Minuten kochen. Im Dampfkochtopf sind sie in 8–10 Minuten weich.

Backkartoffeln
3–4 kleine Kartoffeln
1 Eßl. Olivenöl
Nußmus

Die Kartoffeln abbürsten, waschen. Auf der oberen Seite die Haut 3–4 mal einritzen, mit Öl bepinseln und auf eingefettetem Blech bei mittlerer Hitze 30–40 Min. backen. Auf die fertigen Kartoffeln je ein Stückchen Nußmus geben.

Quarkkartoffeln*
3–4 kleine Kartoffeln
1 Eßl. Olivenöl
50 g Quark*
1–2 Eßl. Milch* oder Rahm*
Schnittlauch oder Kümmel oder Majoran
1 Prise Meersalz

In die obere Seite der Kartoffeln eine Rille schneiden und zubereiten wie Backkartoffeln. Für die Füllung Quark* mit Milch* oder Rahm* schaumig rühren und Gewürze beifügen. Mit einem Löffel über die Rille der gebackenen Kartoffeln verteilen oder mit dem Dressiersack aufspritzen.

Kümmelkartoffeln
2–3 mittelgroße, längliche, schmale Kartoffeln
1 Teel. Kümmel
1 Prise Meersalz
1 Eßl. Olivenöl

Die Kartoffeln abbürsten, waschen und durch die schmale Mitte halbieren. Kümmel mit Meersalz vermischen und auf die Schnittflächen streuen. Die Kartoffeln mit der Schnittfläche nach unten auf ein gefettetes Blech legen, mit Öl bepinseln und ¾ Std. bei mittlerer Hitze backen.

Bouillonkartoffeln
250 g Kartoffeln
1–2 dl Gemüsebrühe
1 Prise Meersalz
Liebstöckel, Zwiebelschale,
etwas Thymian, Lorbeer
10 g Butter* oder Reform-Pflanzenmargarine oder Nußmus

Kartoffeln waschen, schälen, halbieren oder in Stücke schneiden und in der Gemüsebrühe mit Meersalz und den Gewürzen weichkochen. Butter* oder Reform-Pflanzenmargarine oder Nußmus über die angerichteten Kartoffeln verteilen.

Rahmkartoffeln*
200 g Kartoffeln
Zwiebel, gehackt
½ Eßl. Butter*

1 dl Gemüsebrühe
1 Prise Meersalz
½ dl Rahm*, ev. Milch*
Thymian, kleine Gewürznelke, Muskat,
Kelpamare
Petersilie

Kartoffeln schälen, in Scheibchen schneiden. Zusammen mit der Zwiebel in Butter* oder Pflanzenmargarine kurz dünsten und mit der Gemüsebrühe und den Gewürzen weichkochen. Zuletzt Rahm* oder Milch* beifügen. Die angerichteten Kartoffeln mit gehackter Petersilie bestreuen.

Kartoffeln mit Tomaten
200 g Kartoffeln
1 Eßl. Reform-Pflanzenfett
½ kl. Zwiebel
1 dl Gemüsebrühe
1 kl. Tomate
1 Prise Meersalz
1 Eßl. Rahm*
Majoran oder Rosmarin oder Thymian

Die gehackte Zwiebel im Pflanzenfett hellbraun rösten, die geschälten, in Scheiben geschnittenen Kartoffeln beifügen und mit der Gemüsebrühe halbweich kochen. Die geschälte Tomate in Schnitze schneiden, beifügen und fertigkochen. Würzen. Zuletzt den Rahm* dazugeben.

Kartoffelschnee
4 Kartoffeln
Wasser
getrocknete Tomaten
Zwiebelringe
Butter* oder Olivenöl oder Nußmus

Kartoffeln waschen, schälen, in Stücke schneiden und im Dampf mit wenig Wasser weichkochen. Durch die Kartoffelpresse direkt auf eine warme Platte spritzen. Flüssige Butter* oder Olivenöl oder Nußmus darüber geben und mit feingeschnittenen getrockneten Tomaten und goldgelb gedämpften Zwiebelringen garnieren.

Kartoffelpüree*
4 Kartoffeln
wenig Wasser
10 g Butter*
1 dl Milch*
Muskat
ev. 1 Eßl. Rahm*
1 Prise Meersalz
feingehackter Majoran, feingehackter Kümmel
etwas Knoblauch
getrocknete Tomaten
Zwiebelringe

Kartoffeln schälen, in Stücke schneiden und im Dampf weichkochen. Durch die Kartoffelpresse passieren. Butter* oder Olivenöl und Milch* erwärmen, das Kartoffelpüree dazugeben, schaumig rühren und würzen. Auf heiße Platte anrichten und mit den fein geschnittenen getrockneten Tomaten und goldgelb gedünsteten Zwiebelringen garnieren.

Kartoffelpfluten*
4 Kartoffeln
1 dl Milch*
10 g Butter* oder Reform-Pflanzenfett oder Nußmus
1 Prise Meersalz
Muskat
2 x 10 g Butter* oder Olivenöl oder Nussmus

Kartoffelpüree wie oben angegeben zubereiten. Kleine Schöpfkelle in flüssige Butter* oder Olivenöl oder Nußmus tauchen, Pfluten ausstechen und auf heißer Platte anrichten. Butter* oder Olivenöl oder Nußmus darübergeben.

Schmorkartoffeln
2 kleine Kartoffeln
wenig Wasser
1 Prise Meersalz
1 dl Gemüsebrühe
½ Eßl. Olivenöl
1–2 Eßl. Rahm* oder Nußmus
kl. Lorbeerblatt, kl. Gewürznelke
Muskat, Thymian
Petersilie

Kartoffeln schälen und halbieren, im Dampf halbweich kochen. Mit der Schnittfläche nach unten in eine feuerfeste Platte legen. Gemüsebrühe und Olivenöl darüber gießen. Würzen und im Ofen schmoren, bis die Flüssigkeit eingekocht ist. Rahm* oder Nußmus darübergeben und mitschmoren, bis die Kartoffeln leicht gebräunt sind. Mit der Schnittfläche nach oben anrichten und mit gehackter Petersilie bestreuen.

Prinzeßkartoffeln*
3 Kartoffeln
wenig Wasser
1 Eßl. Käse* oder Quark*
½ Eßl. Reform-Pflanzenfett
1 dl Milch*
Muskat, fein gehackter Majoran
1 Ei*
2 Eßl. Vorzugsmilch*
1 Eßl. Rahm*, Butterstückchen*

Kartoffeln im Dampf kochen, schälen, in dicke Scheiben schneiden und in eine feuerfeste Form legen. Geriebenen Käse* oder Quark* daruntermischen. Milch*, Gewürze und flüssiges Pflanzenfett darübergeben und im Ofen 10 Minuten backen. Ei*, Milch* und Rahm* zerquirlen, darübergießen und mit Butterstückchen* belegen. 10–15 Min. weiterbacken.

Lyoner Kartoffeln
3 kl. Kartoffeln
1 Eßl. Reform-Pflanzenfett
1 kl. Zwiebel
1 Prise Meersalz

Kartoffeln schälen und in Scheiben schneiden. Im flüssigen Fett halbweich braten. Die in Streifen geschnittene Zwiebel beifügen und fertigbacken. Salzen.

Kartoffelstengelchen, roh gebraten
3 große Kartoffeln
½ Eßl. Reform-Pflanzenfett
1 Prise Meersalz
Muskat und Rosmarin

Die Kartoffeln schälen und in Stengelchen schneiden, in einem Tuch trocknen. In das erhitzte Pflanzenfett geben und kurze Zeit zugedeckt, dann etwa ½ Std. abgedeckt braten. Salzen und würzen.

Kartoffelschnitten mit Spinat
1 große Kartoffel
1 dl Gemüsebrühe
1 Prise Meersalz
100 g Spinat
1 Eßl. Geriebener Emmentaler-Käse*
etwas Butter* oder Olivenöl oder Nußmus
Zwiebel gedünstet, Knoblauch, Petersilie, Schnittlauch
ev. Pfefferminze oder Salbei, Muskat

Die geschälte Kartoffel der Länge nach in 1 cm dicke Scheiben schneiden und sorgfältig weichkochen. Auf ein bebuttertes Blech legen. Den Spinat zubereiten wie Blattspinat (Rezept Seite 85), würzen und auf die Kartoffeln verteilen. Geriebenen Käse* darüberstreuen und Butter* oder Olivenöl oder Nußmus in kleinen Stückchen darauflegen. Kurz im Ofen überbacken.

Getreidespeisen

Japanischer Reis
80 g Reis
½ Eßl. Reform-Pflanzenfett
1½ – 2 dl Gemüsebouillon
1 Prise Meersalz
10 g Butter* oder Olivenöl oder Nußmus
1 kl. geschälte Zwiebel, mit Lorbeerblatt und Gewürznelke besteckt

Reis im Pflanzenfett dünsten. Bouillon und besteckte Zwiebel dazugeben und 15 Minuten kochen. Der Reis soll körnig sein. Erkalten lassen. Butter* oder Olivenöl oder Nußmus erwärmen, Reis dazugeben und braten, bis er heiß ist.

Risotto
80 g Reis
½ Eßl. Reform-Pflanzenfett
1 Eßl. Zwiebel, gehackt
2 dl Gemüsebrühe oder Wasser
1 Prise Meersalz
getrocknete Pilze
frische Kräuter nach Geschmack, Rosmarin
10 g frische Butter* oder Olivenöl oder Nußmus
10 g Parmesan*

Den Reis mit der Zwiebel im Pflanzenfett dünsten, bis er glasig ist. Gemüsebrühe oder Wasser heiß dazugeben und 15 bis 20 Min. kochen. Die feingehackten, getrockneten Pilze und Kräuter beigeben und etwas mitkochen. Zuletzt Butter* oder Olivenöl und geriebenen Parmesan* mit der Gabel daruntermischen.

Safranreis
Zubereitung wie Risotto. Eine Messerspitze Safranpulver mit etwas Bouillon auflösen und beifügen.

Riz créol mit Gemüsen
80 g Reis
½ Eßl. Reform-Pflanzenfett
1 Eßl. Gemüse, sehr fein gewürfelt (Lauch, Sellerie*. Karotten)
2 dl Gemüsebrühe
1 Prise Meersalz
Lorbeer, Gewürznelke, ev. etwas Muskat
frischgehackte Kräuter nach Geschmack

Reis und Gemüse im Pflanzenfett dämpfen, heiße Gemüsebrühe und die Gewürze dazugeben und 15–20 Min. kochen.

Tomatenreis
80 g Reis
½ Eßl. Reform-Pflanzenfett
1 Eßl. Zwiebel, gehackt
wenig Knoblauch
1 große Tomate
ca. 1 dl Gemüsebrühe
1 Prise Meersalz
Rosmarin, Majoran, Gewürznelke, Lorbeerblatt, Muskat, ev. Basilikum
etwas Zucker bei Tomaten
10 g Butter* oder Olivenöl oder Nußmus

Zwiebel und Knoblauch im Pflanzenfett dünsten, Reis mitdünsten, bis er glasig ist. Geschälte, in Würfel geschnittene Tomate beigeben. Gemüsebrühe dazugießen, Gewürze beifügen und 15–20 Min. kochen. Zuletzt frische Butter* oder Olivenöl oder Nußmus daruntermischen.

Risotto mit Peperoni
60 g Reis
1 Eßl. Reform-Pflanzenfett
1 Eßl. Zwiebel, gehackt
½ Peperoni
1 dl Gemüsebrühe
1 Prise Meersalz
Rosmarin, Majoran, Gewürznelke,
Lorbeerblatt, Muskat
ev. Basilikum

In Streifen geschnittene Peperoni und Zwiebel im Pflanzenfett dünsten, Reis zugeben und mitdünsten. Mit Gemüsebrühe ablöschen, Gewürze beifügen und auf dem Herd weichkochen oder im Ofen 15 Min. schmoren.

Reis mit Zucchetti
80 g Reis
½ Eßl. Reform-Pflanzenfett
1 Eßl. Zwiebel, gehackt
150 g zarte Zucchetti
1 Prise Meersalz
1 ½ dl Gemüsebrühe oder Wasser
Kelpamare oder Sojasauce
frischgehackter Dill
10 g Butter* oder Olivenöl oder Nußmus

Die Zwiebel im Pflanzenfett dünsten. Die in Würfel geschnittenen Zucchetti 10 Min. mitdämpfen. Reis dazugeben und allmählich Wasser oder Gemüsebrühe in kleinen Portionen beifügen, bis der Risotto weich ist. Zuletzt Butter* oder Olivenöl oder Nußmus daruntermischen.

Reis mit Spinat
80 g Reis
100 g Spinat
½ Eßl. Butter* oder Olivenöl
etwas Zwiebel, gehackt
2 dl Gemüsebrühe oder Wasser
1 Prise Meersalz
Muskat und Pfefferminze
10 g frische Butter* oder Olivenöl oder Nußmus

Zwiebel in Butter* oder Olivenöl dünsten, den grob geschnittenen Spinat und den Reis mitdämpfen. Mit heißer Gemüsebrühe oder Wasser ablöschen, Meersalz und Gewürze beifügen und 15–20 Min. kochen. Zuletzt Butter* oder Olivenöl oder Nußmus daruntermischen.

Reis mit Erbsen (Risi bisi)
80 g Reis
150 g zarte Erbsen, enthülst
½ Eßl. Butter* oder Olivenöl
etwas Zwiebel, gehackt
1 Prise Fruchtzucker und Meersalz
½ dl Gemüsebrühe
½ Eßl. Reform-Pflanzenfett
etwas Zwiebel, gehackt
1½-2 dl Wasser
10 g Butter* oder Olivenöl oder Nußmus
Petersilie

Zwiebel mit Fruchtzucker und Meersalz in Butter* oder Olivenöl goldbraun dünsten. Die Erbsen beifügen und leicht mitdämpfen, dann Gemüsebrühe zugießen und die Erbsen weichkochen. In einer separaten Pfanne einen Risotto zubereiten: Zwiebel im Pflanzenfett dünsten, Reis beifügen und glasig werden lassen, mit heißem Wasser ablöschen und 15–20 Min. kochen. Zuletzt die gekochten Erbsen daruntermischen. Über den angerichteten Reis Butter* oder Reform-Pflanzenmargarine oder Nußmus und gehackte Petersilie geben.

Reisauflauf mit Tomaten
80 g Reis
2 kleine Tomaten
½ Eßl. Butter* oder Olivenöl
etwas Zwiebel, gehackt
2 Eßl. Gemüse (Lauch, Sellerie*, Karotten)
1½ dl Gemüsebrühe
1 Prise Meersalz
Petersilie, Liebstöckel
10 g Butter* oder Olivenöl oder Nußmus

Zwiebel und sehr fein gewürfeltes Gemüse in Butter* oder Olivenöl dämpfen, Reis beifügen und glasig werden lassen. Mit heißer Gemüsebrühe ablöschen, würzen und 15–20 Min. kochen. Den fertigen Reis und die in Scheiben geschnittenen Tomaten lagenweise in eine feuerfeste, ausgebutterte Form geben, mit Butterflöckchen* belegen und 10 Min. im Ofen backen.

Grießbrei*
50 g Grieß
3 dl Milch*
2 dl Wasser
1 Prise Meersalz
1 Eßl. Fruchtzucker und Zimt
10 g Butter* oder Olivenöl oder Nußmus

Grieß in die kochende Flüssigkeit einrühren, salzen und 15–20 Min. kochen. Flüssig gemachte Butter* oder Olivenöl oder Nußmus über den angerichteten Grießbrei geben und Fruchtzucker mit Zimt gemischt darüberstreuen.

Grießgnocchi*
50 g Grieß
ca. 3 dl Milch*
Muskat, 1 Prise Meersalz
1 Ei*
½ dl Milch*
2 Eßl. Rahm*
1 Eßl. Schnittlauch, feingeschnitten
1 Eßl. Käse*
10 g Butter*

Grieß in die kochende Flüssigkeit einrühren, würzen und 15–20 Min. kochen. Auf einem Brett ca. 1½ cm dick ausstreichen und nach dem Erkalten runde Plätzchen ausstechen. Zuerst die Abfallstückchen in eine bebutterte Auflaufform geben und dann die runden Plätzchen darüber anordnen. Ei*, Milch*, Rahm* und Schnittlauch zerquirlen und darübergießen. Mit geriebenem Käse* und Butterflöckchen* belegen und im Ofen langsam backen, bis die Eiermilch fest ist.

Polenta
50 g Maisgrieß, mittelfein
½ Eßl. Olivenöl
3 dl Wasser
Muskat
1 Prise Meersalz
½ Eßl. frische Butter* oder Olivenöl oder Nußmus
1 Eßl. geriebener Käse*

Eine Pfanne mit dem Öl einölen. Wasser zum Kochen bringen und den Mais einrühren. 5 Min. auf schwachem Feuer unter stetigem Rühren kochen. Würzen und 45–60 Min. auf kleinem Feuer fertigkochen. Zuletzt Butter* oder Olivenöl oder Nußmus und Käse* daruntermischen. Nach Belieben können auch geröstete Zwiebelscheiben und frische Butter* oder Olivenöl darüber gegeben werden.

Hirsotto
50 g Hirse
½ Eßl. Reform-Pflanzenfett
1 Eßl. Zwiebel, gehackt
1½ dl Gemüsebrühe
1 Eßl. geriebener Käse*
10 g Butter* oder Olivenöl oder Nußmus
½ Zwiebel
1 Prise Meersalz

Im Pflanzenfett Zwiebel und Hirse glasig dünsten, die heiße Gemüsebrühe beifügen, salzen und 20 Min. kochen. Beim Anrichten Käse* darüberstreuen und die in Butter* oder Olivenöl oder Nußmus gedünstete Zwiebel, in Streifen geschnitten, darüber verteilen.

Hirsotto mit Gemüse
40 g Hirse
½ Eßl. Reform-Pflanzenfett
1 Eßl. Zwiebel, gehackt

2 Eßl. Gemüsewürfelchen
(Lauch, Sellerie*, Karotten oder Karotten
und Erbsen)
1 ½ dl Gemüsebrühe
1 Prise Meersalz
Kelpamare oder Sojawürfel
Rosmarin
1 Eßl. geriebener Käse*
10 g frische Butter* oder Olivenöl oder
Nußmus

Im Pflanzenfett die Zwiebel, Gemüsewürfelchen und die Hirse glasig dünsten. Heiße Gemüsebrühe dazugießen, würzen und 20 Min. kochen. Beim Anrichten geriebenen Käse* und Butter*- oder Nußmus-Flöckchen darübergeben.

Schrotbrei
2 Eßl. Schrot (Weizen*, Hafer, Roggen)
3 Eßl. Wasser
1 Prise Meersalz

Den Schrot 12 Stunden einweichen. Dann mit dem Wasser aufsetzen und 10 Min. kochen oder ½ Std. im Wasserbad kochen.

Nudeln*
(selbstgemachte für 4 Personen)
200 g Mehl (zur Hälfte Vollkornmehl)
2 Eier*
1–2 Eßl. Wasser
1 Eßl. Öl
1 Prise Meersalz
1 l Wasser
1 Eßl. Meersalz
20 g Butter* oder Olivenöl oder Nußmus
½ Knoblauchzehe
Basilikum, Petersilie

Mehl auf ein Teigbrett sieben. Die übrigen Zutaten in die Mitte geben und das Ganze zu einem festen gleichmäßigen Teig verarbeiten. Der Teig soll beim Durchschneiden keine Bläschen aufweisen. ½ Stunde ruhen lassen.

Ein Viertel des Teiges so dünn wie möglich auswallen und etwas ruhen lassen. Den Teig aufrollen, in feine Streifen schneiden und diese mit den Händen auflockern. Zum Trocknen auf ein Tuch legen. Mit dem restlichen Teig gleich verfahren. Die Nudeln in das gesalzene siedende Wasser geben und al dente kochen, ca. 15–20 Min. In heiße Schüssel anrichten. Die feingehackte oder durchgepreßte Knoblauchzehe und die feingehackten Kräuter in Butter* oder Olivenöl dünsten und darüber geben.

Spinatnudeln*
(selbstgemachte für 4 Personen)
200 g Mehl (zur Hälfte Vollkornmehl)
100 g Spinat, roh gehackt oder gewiegt
2 Eier*
1 Eßl. Wasser
1 Eßl. Olivenöl

Zubereitung wie die Nudeln nach obigem Rezept. Kochanleitung ebenfalls wie oben. Beim Anrichten allenfalls mit in Butter* oder Olivenöl gerösteten Zwiebelstreifen belegen.

Spätzle oder Knöpfli*
70 g Mehl (zur Hälfte Vollkornmehl)
1 Ei*
1 dl Milchwasser*
1 l Wasser
1 Eßl. Meersalz
1 Eßl. geriebener Käse*
10 g Butter* oder Olivenöl
Zwiebelstreifen
Schnittlauch, Petersilie

Mehl, Ei* und Milchwasser* gut mischen und klopfen, bis der Teig Blasen wirft, dann mindestens 1 Std. ruhen lassen. Wasser mit Meersalz zum Kochen bringen. Den Teig portionenweise durch ein grob gelochtes Sieb ins kochende Wasser streichen oder auf ein Holzbrettchen geben und mit einem Messer feine Streifen ins kochende Wasser fallen lassen. Knöpfli oder Spätzle ziehen lassen, bis sie an die Oberfläche steigen. Mit einem Schaumlöffel herausnehmen und auf einer heißen Platte anrichten. Mit Käse* bestreuen und die flüssig gemachte Butter* oder Olivenöl darüber gießen. Nach Wunsch mit in Butter* oder Olivenöl gerösteten Zwiebelstreifen, Schnittlauch und Petersilie verfeinern.

Spätzle oder -Knöpfli (ohne Ei)
60 g Vollkornmehl
20 g Sojamehl
1 dl Wasser
1 Eßl. Reform-Pflanzenfett
Zwiebelstreifen
Schnittlauch und Petersilie

Zubereitung wie Knöpfli oder Spätzle nach obigem Rezept. Kochen in Gemüsebrühe und anrichten mit in Pflanzenfett gerösteten Zwiebelstreifen, Schnittlauch und Petersilie.

Spinat- oder Tomatenknöpfli oder Spätzle*
70 g Mehl (1/3 Vollkornmehl)
1 Ei*
1 dl Milchwasser*
1 Handvoll Spinat, roh gehackt oder
1 Teel. Tomatenpüree
1 l Wasser
1 Eßl. Meersalz
1 Eßl. Reform-Pflanzenfett
Zwiebelringe
Schnittlauch und Petersilie

Zubereiten und kochen wie Spätzle nach obigem Rezept. Anrichten mit in Pflanzenfett gerösteten Zwiebelringen, Schnittlauch und Petersilie.

Saucen

Béchamelsauce*
½ Eßl. Butter* oder Olivenöl
1 Eßl. Mehl
½ dl Milch*
½ dl Gemüsebrühe oder Wasser

Butter* oder Olivenöl erwärmen, das Mehl hineinsieben und leicht dünsten. Milch* und Gemüsebrühe langsam, unter tüchtigem Rühren mit dem Schwingbesen beifügen und 20 Minuten köcheln.

Buttersauce*
½ Eßl. Butter* oder Olivenöl
1 Eßl. Mehl
1 dl Gemüsebrühe oder Wasser
ev. Meersalz
Kelpamare
ev. 1 Eßl. Rahm*

Zubereitung wie Béchamelsauce*. Nach Belieben zuletzt Rahm* zum Verfeinern beifügen.

Kräutersauce*
Béchamelsauce* zubereiten (siehe Rezept oben), ev. mit einem Eigelb* legieren und viel feingehackte Kräuter wie Petersilie, Liebstöckel, Kerbel, Basilikum, Estragon, Origano usw. daruntermischen.

Tomatensauce, klassisches Rezept
½ Eßl. Reform-Pflanzenfett
1 Eßl. Zwiebel
etwas Knoblauch
2 Eßl. Karotten, Sellerie*, Lauch
2 kl. Tomaten
1 Prise Meersalz
1 Prise Fruchtzucker
etwas Vollkornmehl
1½ dl Gemüsebrühe oder Wasser
Lorbeerblatt, Rosmarin, Thymian
ev. Nußmus

Gehackte Zwiebel und grobgeschnittenes Gemüse im Pflanzenfett gut dämpfen. Die in Stücke geschnittenen Tomaten mitdämpfen, bis der Saft eingekocht ist. Ablöschen, würzen und 20 Min. kochen.

Vollkornmehl darüber streuen, mit Gemüsebrühe oder Wasser ablöschen, würzen und ½ Std. kochen. Dann passieren und zuletzt flüssiges Nußmus zum Verfeinern beifügen.
Die fertige Sauce ev. passieren. Zum Verfeinern Butter* oder Olivenöl oder Nussmus beifügen. Eventuell verfeinern durch Rahm*oder Eigelb* unter die fertige Sauce ziehen.

Tomatensauce auf einfache Art
3 Tomaten
je 1 Prise Meersalz und Fruchtzucker
Schnittlauch, Basilikum
1 Eßl. Rahm* oder Nußmus

Tomaten in Stücke schneiden, weich dämpfen, würzen und passieren. Rahm* oder Nußmus zum Verfeinern dazugeben.

Zwiebelsauce
½ Eßl. Reform-Pflanzenfett
1 kl. Zwiebel
1 Eßl. Vollkornmehl
1 dl Gemüsebrühe
1 Prise Meersalz

Muskat, Soja
etwas Butter* oder Olivenöl oder Nußmus

Die in Streifen geschnittene Zwiebel mit dem Vollkornmehl in Pflanzenfett goldgelb dünsten. Mit Gemüsebrühe ablöschen, würzen und 20 Min. kochen. Die fertige Sauce ev. passieren. Zum Verfeinern Butter* oder Olivenöl oder Nußmus beifügen.

Meerrettichsauce*
Béchamelsauce* zubereiten nach obigem Rezept, zum Schluß 10 g fein geraffelten Meerrettich beigeben und die Sauce noch 5 Min. fertigkochen.

Braune Sauce
½ Eßl. Reform-Pflanzenfett
1 Eßl. Vollkornmehl
1 dl Gemüsebrühe
1 Prise Meersalz
Nelkenpulver, Muskat
Zitronensaft
ev. 1 Eßl. Rahm*

Das Vollkornmehl im Pflanzenfett kastanienbraun rösten, abkühlen. Gemüsebrühe unter tüchtigem Rühren beifügen und 20 Min. kochen. Würzen. Nach Belieben zum Verfeinern Rahm* beifügen.

Champignonsauce
½ Eßl. Butter* oder Olivenöl
1 Eßl. Zwiebel, gehackt
100 g frische Champignons
½ Eßl. Vollkornmehl
½ dl Gemüsebrühe
1 Prise Meersalz
etwas Zitronensaft
Muskat, Kelpamare
Petersilie
1 Eßl. Rahm*
1 Eigelb*

Die Champignons in feine Scheibchen schneiden und zusammen mit der Zwiebel ¼ Std. in der Butter* oder Olivenöl dämpfen. Vollkornmehl darüberstreuen, Gemüsebrühe beifügen, würzen und etwa 10 Min. weiterkochen. Zum Verfeinern Rahm* und Eigelb* unter die fertige Sauce ziehen.

Peperonisauce
½ Eßl. Olivenöl
1 Eßl. Zwiebel, gehackt
1 Eßl. Peperoni
1 Eßl. Vollkornmehl
1 dl Gemüsebrühe
1 Prise Meersalz
Lorbeerblatt
ev. 1 Eßl. Rahm*

Zwiebel und in feine Streifen geschnittene Peperoni im Öl leicht dünsten. Vollkornmehl darüberstreuen, Gemüsebrühe beifügen und 20 Min. kochen. Würzen. Rahm* zum Verfeinern unter die fertige Sauce ziehen.

Mayonnaise, klassisches Rezept*
für 4 Personen
1 Eigelb*
1 Eßl. Zitronensaft
2 dl Olivenöl
Meersalz, Zwiebel, Kräuter

Das Eigelb* mit einigen Tropfen Zitronensaft gut zerquirlen. Unter gleichmäßigem Rühren mit dem Schwingbesen das Öl tropfenweise beifügen. Wird die Mayonnaise zu dick, mit etwas Zitronensaft verdünnen. Zuletzt nach Belieben würzen.

Remouladensauce*
für 4 Personen
Mayonnaise*, nach obigem Rezept zubereitet
1 hart gekochtes Ei*, gehackt

1 Eßl. Cornichons, gehackt
einige Kapern
1 Teel. Petersilie, gehackt
Tomatenwürfelchen

Die verschiedenen Zutaten mit der fertigen Mayonnaise vermischen, Zitronensaft langsam beifügen unter stetigem Rühren mit dem Schwingbesen. Würzen nach Belieben. Die Tomatenwürfelchen als Garnitur verwenden.

Mayonnaise, „gestreckt"*
für 4 Personen
1 Eigelb*
1 Eßl. Zitronensaft
1–1½ dl Olivenöl
1 dl Gemüsebrühe oder Wasser
1 gestr. Eßl. Mehl
Meersalz, Zwiebel, Kräuter

Mayonnaise* zubereiten wie oben. Mehl mit der Gemüsebrühe glattrühren und aufkochen. Erkalten lassen. Diese ziemlich dicke Sauce langsam unter die fertige Mayonnaise mischen. Nach Geschmack würzen.

Mayonnaise ohne tierisches Eiweiß
für 4 Personen
2 gestr. Eßl. Sojamehl
6 Eßl. Wasser
2 dl Olivenöl
4 Eßl. Zitronensaft
Meersalz, Zwiebel, Kräuter

Sojamehl mit Wasser zu einem glatten Teig rühren. Abwechselnd Öl und Zitronensaft langsam beifügen unter stetigem Rühren mit dem Schwingbesen.

Würzen nach Belieben.

Remouladensauce ohne tierisches Eiweiß
für 4 Personen

Mayonnaise ohne tierisches Eiweiß zubereiten und mit 1 Eßl. gehackten Cornichons, einigen Kapern und gehackter Petersilie vermischen. Zum Garnieren Tomatenwürfelchen.

Vinaigrette
für 4 Personen
2 Eßl. Olivenöl
2 Eßl. Arachideöl
2½ Eßl. Zitronensaft
2 Eßl. Wasser oder Gemüsebrühe
½ Zwiebel, gehackt
1 Ei*, hart gekocht, gehackt
1–2 Cornichons, gehackt oder fein gewiegt
Petersilie oder Schnittlauch
1 Eßl. Tomatenwürfelchen
Meersalz

Öl, Zitronensaft und Gemüsebrühe sämig schwingen, dann die weiteren Zutaten beifügen, gut vermengen. Bei strenger Diät das Ei weglassen.

Belegte Brötchen

Belegte Brötchen sind allgemein beliebt, als Vorspeise oder für ein sommerliches Abendessen, auch als Proviant für Wanderungen und Reisen oder als Mittagsverpflegung im Büro.

Aufstriche und Zutaten lassen sich auf immer neue Weise verwenden, es stehen auch verschiedene vollwertige Brotsorten zur Verfügung, teilweise bereits vorgeschnitten.

Grundaufstriche
bei strenger Diätform die Brötchen nur mit Nußmus bestreichen und mit Rohkost belegen
20 g Quark*
5 g Butter* oder Nussmus
Kelpamare
ev. 1 Eßl. Rahm*
Schnittlauch. Kräuter oder Kümmel
Quark* und Butter* oder Nussmus schaumig rühren, Gewürze und Kräuter daruntermischen, ev. mit Rahm* verfeinern.

Kräuterbutter* oder Nussmus mit Dill oder Borretsch
etwas Rahm* oder Milch*

Zutaten miteinander vermischen

Garnituren
Die bestrichenen Brötchen können auf folgende Arten garniert werden: mit Karotten- oder Sellerierohkost* mit Tomaten, frischen Gurken, Radieschen, Kresse, Zwiebelringlein, Baumnüssen, Petersilie, Schnittlauch usw.

Süßspeisen
diese Rezepte gelten alle für 4 Personen

Süßspeisen sollen sehr zurückhaltend genossen werden, besonders bei Arthrose. Zum Süßen verwendet man Vollzucker oder Honig, die sich aber wegen ihres ausgeprägten Eigengeschmacks nicht für jede Süßspeise eignen. z. B. nicht für eine Vanillecreme. In diesen seltenen Fällen verwendet man Fruchtzucker.

Kaltschale*
50–80 g Vollzucker
4 dl Wasser oder
2 dl Wasser und 2 dl Traubensaft
800 g Aprikosen oder Pfirsiche oder Zwetschgen, Pflaumen, Reineclauden

Zucker und Flüssigkeit zusammen aufkochen. Die entsteinten halbierten Früchte kurz im Sirup kochen, erkalten lassen und hübsch anrichten.

Fruchtsalat*
80 g Vollzucker oder 2 Essl. Honig
1 dl Wasser
1–2 dl Traubensaft oder Süßmost
1–2 Eßl. Zitronensaft
600 g Aprikosen oder Pfirsiche
Melonen
Äpfel
Birnen (weiche Sorte)
rote Kirschen, entsteint
alle Beerensorten

Wasser und Zucker oder Honig aufkochen und erkalten lassen. Traubensaft und Zitronensaft beifügen. Früchte, je nach Jahreszeit zusammengestellt, in feine Scheiben schneiden und in den Sirup geben.

Gefüllte Melonen*
2 kleine Melonen
Fruchtsalat nach obigem Rezept

Die Melonen halbieren, aushöhlen und mit dem Fruchtsalat füllen.

Fruchtgelee*
3 dl Wasser oder Traubensaft
60 g Fruchtzucker oder 1–2 Essl. Honig
10 g Agar-Agar, pulverisiert
7 dl Fruchtsaft von Orangen, Beeren

Agar-Agar ist eine pflanzliche Gallerte, die statt der tierischen Gelatine für Gemüse- und Fruchtköpfchen, Saucen und Puddings verwendet wird.

Wasser mit Fruchtzucker oder Honig und Agar-Agar gut zerquirlen und auf kleiner Flamme unter stetigem Rühren erhitzen, bis sich das Agar-Agar ganz aufgelöst hat. Fruchtsaft damit vermischen und sofort in Gläser oder Dessertcoupes anrichten. Nach Belieben mit Schlagsahne* garnieren.

Apfelmus*
800 g Äpfel
2 dl Wasser oder Süßmost
60–80 g Vollzucker oder 1–2 Essl. Honig
Zimt oder Zitronenschale
2 dl Rahm*

Äpfel von Stiel und Fliege befreien, in Stücke schneiden, zusammen mit dem Wasser oder Süßmost weichkochen und passieren. Zucker oder Honig und Zimt oder Zitronenschale (von ungespritzten

Zitronen!) daruntermischen. Zum Verfeinern Rahm* steifschlagen und das Apfelmus damit garnieren.

Apfelmus mit Meringenhaube*
Apfelmus, nach obigem Rezept zubereitet
2–3 Eiweiß*
80 g Fruchtzucker

Das Apfelmus in eine Auflaufform verteilen. Eiweiß* sehr steifschlagen, Zucker darunterziehen, das Apfelmus damit garnieren (ev. mit dem Spritzsack) und im warmen Ofen kurz überbacken.

Apfel- oder Birnenkompott*
800 g Äpfel oder Birnen
2–3 dl Wasser oder Süßmost
80 g Vollzucker oder 1 Essl. Honig
abgeriebene Zitronenschale
oder etwas Zimt

Äpfel oder Birnen schälen, Kerngehäuse entfernen und in Schnitze schneiden. Die Flüssigkeit zum Kochen bringen, Zucker oder Honig und Zitronenschale oder Zimt beifügen und die Äpfel darin weichkochen.

Gefüllte Äpfel*, gedämpft
800 g Äpfel
½ l Wasser oder Süßmost
120 g Vollzucker oder 1 Essl. Honig
¼ Zimtstengel
Quitten-, Himbeer- oder Johannisbeergelee

Flüssigkeit mit Zucker oder Honig und Zimtstengel zum Kochen bringen. Äpfel schälen, halbieren, aushöhlen, portionenweise in den heißen Saft geben und langsam weichkochen. Mit dem Schaumlöffel herausheben und mit der Schnittfläche nach oben auf einer flachen Platte anrichten. Mit dem gewünschten Gelee die Äpfel füllen.

Heidelbeermus (Heitisturm)*
1 kg Heidelbeeren
160 g Vollzucker
2 dl Wasser
1 Eßl. Vollkornmehl
2 Eßl. Wasser
30 g Butter* oder Pflanzenfett
20 g Brotwürfelchen

Heidelbeeren mit Zucker und Wasser 5–10 Min. kochen. Vollkornmehl mit Wasser anrühren, beifügen, aufkochen und das Mus anrichten. Die in Butter* oder Pflanzenfett gerösteten Brotwürfelchen darüber geben.

Rhabarberkompott*
1 kg Rhabarber
120–160 g Vollzucker
1 dl Wasser
ev. ½ Eßl. Maizena oder Pfeilwurzmehl

Rhabarber ev. schälen, in Würfel schneiden. Zucker und Wasser beifügen und kurz weichkochen. Die Rhabarberstücke mit dem Schaumlöffel herausnehmen und anrichten. Den Saft etwas einkochen, ev. mit Maismehl (Maizena) eindicken und über den Kompott anrichten.

Erdbeercoupe*
500 g Erdbeeren
80 g Fruchtzucker
2 dl Rahm*

Die Beeren mixen oder durch ein Haarsieb streichen. Zucker beifügen und mit dem geschlagenen Rahm* sorgfältig vermengen. Mit ganzen Beeren garnieren. Dieses Dessert kann mit verschiedensten anderen Früchten zubereitet werden.

Früchtecoupe*
250 g Früchte (Birnen, Aprikosen, Pfirsiche und Beeren)
2 dl Wasser

2–3 Eßl. Fruchtzucker
½ Portion Vanillecreme* (Rezept weiter unten)
1 dl Rahm*

Aus den Früchten ein Kompott zubereiten, die Vanillecreme* über die angerichteten Früchte gießen und mit dem steifgeschlagenen Rahm* garnieren.

Caramelbirnen*
1 kg Birnen
160 g Vollzucker
½-¾ l Wasser
10 g Maizena oder Pfeilwurzmehl
½ dl Milch*
1–2 dl Rahm*

Birnen schälen, halbieren und Kerngehäuse entfernen. Zucker kastanienbraun rösten und mit dem heißen Wasser ablöschen. Die Birnen darin weichkochen, herausheben und in einer Glasschale anrichten. In die zurückgebliebene Sauce das mit der Milch* angerührte Maizena einrühren, aufkochen lassen. Über den flüssigen Rahm* gießen, gut umrühren und sofort über die Birnen geben.

Apfeligel mit Vanillecreme*
800 g Äpfel
3 dl Milch*
½ Vanillestengel
1–2 Teel. Fruchtzucker
1 Teel. Maizena oder Pfeilwurzmehl
1 Ei*
1 dl Rahm*
40 g Mandeln

Äpfel nach dem Rezept für gefüllte Äpfel (Seite 110), eine Vanillecreme* nach untenstehendem Rezept zubereiten. Steifgeschlagenen Rahm* unter die erkaltete Creme ziehen. Die geschälten, in feine Stifte geschnittenen Mandeln im Ofen oder in einer Pfanne ohne Fett leicht rösten. Die halben Äpfel mit Schnittfläche nach unten bergartig auf einer flachen Platte anrichten, mit den Mandelstiften bespicken und mit Vanillecreme* begießen.

Vanillecreme*
¾ l Milch*
1 Vanillestengel
1 Eßl. Maismehl (Maizena) oder Pfeilwurzmehl
3 Eßl. Milch*
3 Eier*
40–80 g Fruchtzucker

Milch* mit Vanillestengel zum Kochen bringen. Maizena mit etwas kalter Vorzugsmilch* anrühren, in die kochende Milch* geben und kurz aufkochen. Die Eier* mit Zucker zerquirlen, etwas kochende Milch* dazurühren, unter ständigem Schwingen zurück in die Pfanne geben und bis vors Kochen bringen.

Erdbeer- oder Himbeercreme*
300 g Beeren
Vanillecreme
1–2 dl Rahm*

Eine Vanillecreme* nach obigem Rezept zubereiten und mit den gemixten oder passierten Beeren vermischen. Den steifgeschlagenen Rahm* leicht darunterziehen oder zum Garnieren verwenden.

Apfelcreme*
¼ l Vorzugsmilch*
½ Vanillestengel
1 Teel. Maizena oder Pfeilwurzmehl
1 Eßl. Vorzugsmilch*
1 Ei*
1 Eßl. Fruchtzucker
400 g Äpfel
½ dl Wasser oder Süßmost
2 Eßl. Vollzucker
abgeriebene Zitronenschale
1–2 dl Rahm*

Ein dickes Apfelmus zubereiten (Rezept Seite 109) und mit der Vanillecreme* (Rezept oben) vermischen. Rahm* steifschlagen und darunterziehen oder zum Garnieren verwenden.

Rhabarbercreme*
400 g Rhabarber
60–80 g Vollzucker
¼ l Milch*
½ Vanillestengel
1 Teel. Maismehl (Maizena) oder Pfeilwurzmehl
1 Eßl. Milch*
1 Ei*
1 Eßl. Fruchtzucker
1–2 dl Rahm*

Die ev. geschälten, in Würfel geschnittenen Rhabarberstengel mit dem Zucker weichkochen und mixen oder passieren. Mit der erkalteten Vanillecreme* (Rezept oben) vermengen. Den steifgeschlagenen Rahm* daruntermischen oder als Garnitur verwenden.

Aprikosencreme*
Zubereiten wie die Rhabarbercreme*, mit 1 Teel. Zitronensaft verfeinern.

Zitronencreme*
¾ l Vorzugsmilch*
1–2 Zitronen, ungespritzte
1 Eßl. Maismehl (Maizena) oder Pfeilwurzmehl
3 Eßl. Milch*
3 Eier*
80–120 g Fruchtzucker

Die dünn abgeschälte Zitronenschale mit der Milch* aufkochen, das mit etwas kalter Milch* angerührte Maizena zugeben und kurz aufkochen. Die Eier* mit dem Zucker zerquirlen, etwas kochende Milch* dazufügen, unter ständigem Schwingen zurück in die Pfanne geben und bis vors Kochen bringen. Die erkaltete Creme absieben, einige Löffel Zitronensaft dazugeben und mit dem geschlagenen Rahm* vermischen.

Orangencreme*
Zubereiten wie Zitronencreme*

(siehe Rezept oben)

Orangensulzköpfchen*
3 dl Orangensaft
5 g Agar-Agar, pulverisiert (pflanzliche Gallerte, statt Gelatine)
1 Eßl. Fruchtzucker
2 dl Orangensaft

Orangensaft, Agar-Agar und Zucker gut zerquirlen und auf kleiner Flamme unter stetigem Rühren erhitzen (nicht kochen), bis sich das Agar-Agar vollständig aufgelöst hat. Restlichen Orangensaft dazugeben und in kalt ausgespülte Förmchen anrichten. Kaltstellen.

Orangencreme (kalt gerührte)*
1 Stück Orangenschale, ungespritzte
1 dl Wasser
1 kleiner Teel. Agar-Agar, pulverisiert (pflanzliche Gallerte statt Gelatine)
2 dl Orangensaft
1 Teel. Zitronensaft
5–6 Eßl. Fruchtzucker
2 Eier*
1–2 dl Rahm*

Wasser und Agar-Agar gut zerquirlen, mit der Orangenschale langsam auf kleiner Flamme erhitzen, bis das Agar-Agar ganz aufgelöst ist. Orangen- und Zitronensaft damit vermengen. Fruchtzucker mit den Eiern* schaumig rühren und unter die Fruchtcreme mischen. Den steif geschlagenen Rahm* sorgfältig darunterziehen, die Creme anrichten und etwa 1 Stunde stehenlassen.

Zitronencreme (kalt gerührte)*
1 Stück Zitronenschale, ungespritzte
1½ dl Wasser
1 kleiner Teel. Agar-Agar, pulverisiert
3–4 Eßl. Zitronensaft
5–6 Eßl. Fruchtzucker
2 Eier*
1–2 dl Rahm*

Zubereitung wie kalt angerührte Orangencreme (Rezept oben).

Vanillesauce*
2 dl Milch*
½ Vanillestengel
1 Eßl. Fruchtzucker
¼ Teel. Maismehl (Maizena) oder Pfeilwurzmehl
1 Ei*
ev. 1 dl Rahm*

Zubereitung wie Vanillecreme (Rezept Seite 111).

Mandelmilchsauce*
4 dl Milch*
50 g Mandeln
30 g Fruchtzucker
1 Eßl. (Maismehl) Maizena oder Pfeilwurzmehl
2 Eßl. Wasser

Milch* zusammen mit den geschälten, geriebenen Mandeln und dem Zucker aufkochen. Maizena im kalten Wasser anrühren und in die kochende Milch* einrühren. Die fertige Sauce gut mixen.

Hagebuttensauce
70 g Hagebuttenpüree oder Hagebuttenmark
2 dl Wasser oder Traubensaft
60 g Fruchtzucker oder 1–2 Essl. Honig
ev. einige Tropfen Zitronensaft

Die Zutaten zusammen aufkochen, den Zitronensaft zuletzt beifügen.

Rotweinsauce
2 dl Wasser
Zitronen- oder Orangenschale
1 Zimtstengel
1 Nelke
40–60 g Vollzucker oder 1–2 Essl. Honig
2 dl roter Traubensaft
20 g Mandeln

Wasser, Schale, Gewürze und Zucker oder Honig zusammen einige Min. kochen, dann absieben. Traubensaft dazugeben und erwärmen (nicht kochen). Die geschälten, in Stifte geschnittenen Mandeln beifügen.

Grießköpfchen*
150 g Grieß
1½ l Milch*
1 Prise Meersalz
2–3 Eßl. Fruchtzucker
abgeriebene Zitronenschale (von ungespritzter Zitrone!)
1 Ei*
40 g Mandeln
30 g Rosinen
Himbeersirup

Aus Grieß, Milch*, Meersalz und abgeriebener Zitronenschale einen Grießbrei kochen, zuletzt den Zucker beifügen.
Das zerklopfte Ei*, die geschälten, geriebenen Mandeln und die Rosinen mit dem Grießbrei vermischen und in eine ausgespülte Puddingform einfüllen. Mit Himbeersirup servieren.

Reis-Zitronenpudding*
9 dl Wasser
Saft einer Zitrone
Zitronenschale, in Würfelchen geschnitten
120 g Vollzucker

150 g Reis
2 dl Rahm*

Flüssigkeit, Zucker und Zitronenschale aufkochen, Reis dazugeben und 30 Min. kochen. Erkalten lassen, den geschlagenen Rahm* daruntermischen und in eine kalt ausgespülte Puddingform einfüllen. Kalt stellen.

Mandelflammeri*
1 l Vorzugsmilch*
abgeriebene Schale von 1 Zitrone (ungespritzte)
¼ l Vorzugsmilch*
100 g Maismehl (Maizena) oder Pfeilwurzmehl
1 Prise Meersalz
3 EBl. Fruchtzucker
80 g Mandeln
2 Eier*
Himbeersirup

Milch* zum Kochen bringen. Maizena in kalter Milch* anrühren, dazugeben, ebenso Zitronenschale und Salz, 5 Min. kochen. Fruchtzucker, die geschälten, geriebenen Mandeln und die Eier* daruntermischen und in eine ausgespülte Puddingform einfüllen. Kalt stellen und mit Himbeersirup servieren.

Rote Grütze*
7 dl Johannisbeer-, Himbeer- oder Erdbeersaft
3 dl roter Traubensaft oder Wasser
70 g Grieß
1 EBl. Maizena

Beerensaft und Traubensaft zusammen aufkochen, Grieß und Maizena einrühren und 10 Min. kochen. In ausgespülte Puddingform einfüllen und kalt stellen. Mit Vanillesauce* (Rezept Seite 113) oder Mandelmilchsauce* (Rezept Seite 113) servieren.

Quarkauflauf*
40 g Butter* oder Reform-Pflanzenfett
4 EBl. Vollkornmehl
3 dl Vorzugsmilch*
500 g Quark*
2 Eier*
50 g Fruchtzucker
40 g Rosinen
abgeriebene Zitronenschale
4 EBl. Rahm*

Vollkornmehl in Butter* oder Reform-Pflanzenfett hellgelb dünsten, mit heißer Milch* ablöschen und einige Minuten kochen. Die restlichen Zutaten beifügen, gut mischen, in eine Auflaufform einfüllen und 30–40 Min. bei Mittelhitze im Ofen backen.

Apfelküchlein*
4 EBl. Vollkornmehl
5 EBl. Wasser
2 EBl. Süßmost
1 Eiweiß*
6 Äpfel (Boskop)
Reform-Pflanzenfett
Fruchtzucker und Zimt

Vollkornmehl, Wasser und Süßmost zu einem glatten Teig verarbeiten und zuletzt das geschlagene Eiweiß* darunterziehen. Die Äpfel schälen, Kerngehäuse herausschneiden, in 1 cm dicke Scheiben schneiden. In den Teig eintauchen und im heißen Pflanzenfett schwimmend hellbraun backen. Fruchtzucker und Zimt mischen und die fertigen Küchlein darin wenden.

Gesundheits-Tees

Für Tees sollen möglichst die ganzen Blätter verwendet werden, da die ätherischen Öle bei feiner Zerstückelung (Sachetform) verloren gehen. Bitter- und Blähungstees ungesüßt trinken, anderen Tees kann man etwas Honig und/oder verdünnten Zitronensaft beifügen.

Bittertee
Wermut
Tausendgüldenkraut
Benediktenkraut

Zu gleichen Teilen mischen, anbrühen und 5 Min. ziehen lassen.

Bei Appetitlosigkeit ½ Std. vor den Mahlzeiten 2–3 Eßl. davon trinken (leicht galletreibend).

Sensible Menschen nehmen nur Tausendgüldenkraut.

Wermuttee
Anbrühen und 5 Min. ziehen lassen. Starker Bittertee, stark galletreibend, magensaftfördernd.

Schluckweise tagsüber trinken.

Blähungstee
Kümmel
Fenchel
Anis

Zu gleichen Teilen mischen, anbrühen und 20 Min. ziehen lassen.

Bei Blähungen nach den Mahlzeiten 1 Tasse voll trinken.

Pfefferminztee
Nur anbrühen.

Beruhigend, galletreibend.

Verveinetee (Eisenkraut)
Nur anbrühen.

Beruhigend, entschleimend, galletreibend. In Frankreich sehr beliebter Genußtee.

Melissentee
Nur anbrühen.

Sehr beruhigend, auch vor dem Schlafen zu trinken.

Zitronenschalentee
Von 1 ungespritzten Zitrone die Schale dünn abschneiden, ca. 5 Min. mit ½ l Wasser leise kochen, 10 Min. stehen lassen und absieben.

Beruhigend.

Orangenblütentee
2–3 Blüten 2–3 Min. kochen, etwas ziehen lassen und absieben. Mit Honig süßen.

Beruhigend. Vor dem Schlafen trinken.

Leinsamentee
1 Eßl. Leinsamen in ½ l Wasser 7–10 Min. kochen und etwas ziehen lassen. Entschleimend, leicht abführend.

Frauenmanteltee
2 Eßl. Blätter in ½ l Wasser anbrühen, 10 Min. ziehen lassen.

Schutz bei Frauenleiden.

Silbermanteltee
wie Frauenmanteltee

Solidagotee
(Goldrute, Heidnisch Wundkraut)
1 Eßl. Solidago in ½ l Wasser 1 Min. kochen, 10 Min. ziehen lassen.

Bei Wassersucht, Blasen- und Nierenentzündungen. Wassertreibend.
2–3 Tassen im Tag.

Bärentraubenblättertee
1 ½ Eßl. Bärentraubenblätter in 5 dl Wasser 5 Min. leise kochen, 10 Min. stehen lassen, absieben.

Bei Blasenentzündungen.

Lavendeltee
1 Teel. Lavendelblüten anbrühen, etwas stehen lassen.

Beruhigend, harmonisierend, bei Schlaflosigkeit.

Hagebuttentee
2–3 Eßl. Hagebuttenkörner und -schalen in 1½ l Wasser 12 Std. einweichen, dann ½-¾ Std. leise kochen, absieben. Den Rest der gekochten Hagebutten kann man am folgenden Tag nochmals mit den frischen Hagebutten aufkochen.

Leicht galletreibend und wassertreibend.

Rezeptverzeichnis

Apfel- oder Birnenkompott	110
Apfelcreme	111
Apfeligel mit Vanillecreme	111
Apfelküchlein	114
Apfelmuesli mit Joghurt	69
Apfelmuesli mit Mandel- oder Sesampüree	70
Apfelmüesli	69
Apfelmus mit Meringuehaube	110
Apfelmus	109
Aprikosencreme	112
Artischocken	91
Auberginen	91
Backkartoffeln	97
Bärentraubenblättertee	116
Béchamelsauce	105
Belegte Brötchen	108
Bittertee	115
Blähungstee	115
Blumenkohl oder Broccoli	91
Bouillonkartoffeln	97
Braune Sauce	106
Broccoli auf italienische Art	93
Butter, Pflanzenfette und Öle	78
Buttersauce	105
Caramelbirnen	111
Champignonsauce	106
Chicorée gedämpft	85
Endiviengemüse	85
Erbsen auf französische Art	87
Erbsen und Karotten	87
Erbsensuppe	84
Erdbeer- oder Himbeercreme	111
Erdbeercoupe	110
Federkohl	92
Fenchel	86
Frauenmanteltee	116
Früchtecoupe	111
Fruchtgelee	109
Fruchtsäfte	67
Fruchtsalat	109
Gefüllte Äpfel gedämpft	110
Gefüllte Melonen	109
Gekeimte Getreidekörner	70
Gemüse	85
Gemüsebouillon	80
Gemüsebrühe	80
Gemüsesäfte	67
Gemüsesülzchen	96
Gemüsesuppen	83
Gesundheits-Tees	115
Getreidespeisen	100
Grießbrei	102
Grießgnocchi	102
Grießköpfchen	113
Grüne Bohnen	88
Grünkernsuppe	82
Hafercremesuppe	80
Hafergrützsuppe	80
Hagebuttensauce	113
Hagebuttentee	116
Heidelbeermus (Heitisturm)	110
Hirsotto mit Gemüse	102
Hirsotto	102
Japanischer Reis	100
Joghurtsauce	74
Kaltschale	109
Karotten an Bechamelsauce	87
Karotten an leichter Sauce	87
Karotten gedämpft	86
Kartoffelgerichte	97
Kartoffeln mit Tomaten	98
Kartoffelpfluten	98
Kartoffelpüree	98
Kartoffelsalat mit Gurken	95
Kartoffelsalat	95
Kartoffelschnee	98
Kartoffelschnitten mit Spinat	99
Kartoffelstengelchen, roh gebraten	99
Kartoffelsuppe mit Lauch	84
Kartoffelsuppe, braune	84
Kastaniengemüse	93
Kefen gedämpft	87
Kerbelsuppe	83
Kohl oder Weißkraut, gedämpft	92
Kohl, gehackt	92
Kohlrabi mit Kräutern	93
Kräutersauce	105
Kräutersuppe	80
Krautstiele an Bechamelsauce	86
Krautstiele oder falsche Spargel	86
Kümmelkartoffeln	97
Lattich	85
Lauchcremesuppe	83
Lauchgemüse	93
Lavendeltee	116
Leinsamentee	116
Linsen	93
Lyonerkartoffeln	99
Mandel- oder Sesampüree-Sauce	74
Mandelflammeri	114
Mandelmilch mit frischen Mandeln	77
Mandelmilch	77
Mandelmilchsauce	113
Mayonnaise „gestreckt"	107
Mayonnaise ohne Ei	74
Mayonnaise ohne tierisches Eiweiß	107
Mayonnaise	74
Mayonnaise, klassisches Rezept	106
Meerrettichsauce	106
Melissentee	115
Milcharten	77
Minestra	84
Müesli mit Beeren oder Steinobst	70
Müesli mit getrockneten Früchten	70
Nudeln	103
Ölsauce	74
Orangenblütentee	115
Orangencreme	112
Orangencreme, kalt gerührte	112
Orangensulzköpfchen	112
Pellkartoffeln (Kartoffeln in der Schale)	97
Peperoni, grüne, gelbe oder rote	90
Peperonisauce	106
Pfefferminztee	115
Pinienkernmilch	77

Polenta	102	Safranreis	100	Suppen	80
Prinzeßkartoffeln	99	Säfte	67	Süßspeisen	109
		Salade niçoise	95		
Quarkauflauf	114	Salate von gekochten Ge-		Tomaten gedämpft	89
Quarkkartoffeln	97	müsen	95	Tomaten mit Käsescheiben	89
		Salatsaucen	74	Tomaten, gefüllt	89
Rahmkartoffeln	97	Saucen	105	Tomatengemüse	89
Rahmsauce	74	Sauerkrautsalat	76	Tomatenreis	100
Randengemüse (Rote Beete)	88	Saures Weißkraut	92	Tomatensauce auf einfache	
Ratatouille (oder Peperonata)	90	Schleim als Zusatz zu Säften	68	Art	105
Reis mit Erbsen (Risi bisi)	101	Schmorkartoffeln	99	Tomatensauce, klassisches	
Reis mit Spinat	101	Schrotbrei	103	Rezept	105
Reis mit Zucchetti	101	Schwarzwurzeln gedämpft	88	Tomatensuppe	82
Reisauflauf mit Tomaten	101	Sellerie gedämpft	88	Topinambur	89
Reissalat	95	Sellerie mit Béchamelsauce	88		
Reissuppe, gebundene	80	Selleriesalat mit Soja-		Vanillecreme	111
Reissuppe, klare	80	Mayonnaise	76	Vanillesauce	113
Reis-Zitronenpudding	114	Sesamfrappé	77	Verveinetee (Eisenkraut)	115
Remouladensauce ohne		Sesammilch	77	Vinaigrette	107
tierisches Eiweiß	107	Sesamrahm	77		
Remouladensauce	106	Silbermanteltee	116	Waadtländer Grießsuppe	82
Rhabarbercreme	112	Sojamilch	77	Wermuttee	115
Rhabarberkompott	110	Solidagotee (Goldrute)	116		
Risotto mit Peperoni	101	Sommerliche Tomatensuppe	82	Zitronencreme	112
Risotto	100	Spargeln	91	Zitronencreme, kalt gerührte	113
Riz créol mit Gemüsen	100	Spätzle oder Knöpfli ohne Ei	104	Zitronenschalentee	115
Rohgemüse und Salate	72	Spätzle oder Knöpfli	103	Zucchetti gebacken	90
Rosenkohl gedämpft	91	Spinat en branches	85	Zucchetti-Tomatengemüse	90
Rote Grütze	114	Spinat- oder Tomatenknöpfli	104	Zwiebelgemüse	93
Rotkraut	92	Spinat, gehackt	85	Zwiebelsauce	105
Rotweinsauce	113	Spinatnudeln	103	Zwiebelsuppe	83
		Stangensellerie	86		

Literatur

Bergsmann O.: in Pischinger A.: *Das System der Grundregulation* (180–217). Haug-Verlag, Heidelberg, 1990.

Beri D. et al.: Effect of dietary restrictions an disease activity in rheumatoid arthritis, *Ann-Rheumat-Dis 1988 Jan. Vol 47 (1)*, p 69. ISSN 0003-4967.

Bircher-Benner M.O. *Ordnungsgesetze des Lebens als Wegweiser zur Gesundheit.* Wendepunktverlag, Zürich, Leipzig, Wien, 1938. Neuausgabe: Bircher-Benner-Verlag, Bad Homburg, 1984.

Bircher-Benner M.O. *Vom Sinn der therapeutischen Organisation.* Kleine Hippokratesbücherei Bd 4. Hippokratesverlag, Stuttgart und Leipzig, 1935.

Bircher-Benner M.O., Bircher F., Bircher W., Fuhrmann A. und Schmid E.: *Kranke Menschen in diätetischer Heilbehandlung IV, Teil: Gelenk und Nervenentzündung, Gicht, Rheumatismus, Leber Gallenerkrankung, grüner Star.* Wendepunktverlag, Zürich, Leipzig, Wien. 1938, 1942.

Bircher-Benner M.O.: Der Kranke und seine Umgebung, *Ztschr. der Wendepunkt*, 19. Jg., 1941, 135.

Bircher-Benner M.O.: Der zweite Hauptsatz der Energetik und die Ernährung. *Ztschr. der Wendepunkt*, 1936.

Bircher-Benner M.O.: *Die Rheumakrankheiten*, Wendepunktbuch Nr. 35. Wendepunktverlag, Zürich, Leipzig, Wien. 1937, 1939.

Bircher-Benner M.O.: *Grundzüge der Ernährungstherapie auf Grund der Energie-Spannung der Nahrung.* Verlag Otto Salle, Berlin, 1905, 1906.

Bircher-Benner M.O.: Nährschäden und die Ernährungskrankheiten. *Schw. Ztschr. f. Hygiene u. Arch. f. Wohlfahrtspflege 10. Jg Hft 11* (1930).

Bircher-Benner M.O.: Oralsepsis. *Ztschr. der Wendepunkt*, 1935, 335.

Bircher-Benner M.O.: *Vegetabile Heilkost. Wissenschaftliche Grundlagen für die Bewertung und die qualitative Zusammensetzung der vegetabilen Heilkost.* Klin. Fortbildung. Neue deutsche Klinik, Erg-Band. Verlag Urban & Schwarzenberg, Berlin und Wien, 1933.

Bircher-Benner M.O.: *Vom Werden des neuen Arztes.* Verlag Wilhelm Heine, Dresden, 1938. Neuausgabe: *Mein Testament.* Bircher-Benner Verlag, Bad Homburg, 1984.

Bircher-Benner M.O.: *Vom Wesen und der Organisation der Nahrungsenergie und über die Anwendung des zweiten Hauptsatzes der Energielehre auf den Nährwert und die Nahrungswirkung.* Kleine Hippokratesbücherei Band 8. Hippokratesverlag, Stuttgart und Leipzig, 1936.

Bircher-Benner M.O.: Nachklänge zur Chiropraktikfrage. *Ztschr. der Wendepunkt*, 1937, 34–39.

Cleland L.G. et al.: Clinical and biochemical effects of dietary fish oil supplementation in rheumatoid arthritis.
J-Rheumatology, Oct. Vol. 15, 10, 1471, 1988. ISSN: 0315-162X.

De Vita S., Bombardieri S.: The diet therapy of rheumatic diseases. *Recenti progressi in Medicina, Dec. Vol. 83 (12)*, 707–18, 1992. ISSN: 0034-1193.

Di Giacomo R.A. et al.: Fish-oil dietary supplementation in patients with Raynauds phenomenon: a double-blind, controlled, prospective study. *Ann-Rheumat-Disease 1989.* Feb,
Vol. 86 (2), 158–164. ISSN 0003 4967.

Dosch P.: *Lehrbuch der Neuraltherapie nach Huneke*, 11. Aufl. Haug-Verlag, Heidelberg, 1983.

Dosch P.: *Lehrbuch der Neuraltherapie nach Huneke*, 12. Aufl. Dort weitere Literatur. Haug-Verlag, Heidelberg, 1986.

Gleditsch, J.M.: *Reflexzonen und Somatotopien.* WBW Biologisch-medizinische Verlagsgesellschaft MBH, Schorndorf, 1983.

Gurwitsch A.G.: *Das Problem der Zellteilung.* J. Springer-Verlag, Berlin, 1926.

Die mitogenetische Zellstrahlung. J. Springer-Verlag, Berlin, 1932. Ferner: *Arch. f. mikr. Anat. und Entwicklungsmech.*, Bde 51, 52, 100, 101, 104.

Gurwitsch A. G.: Mitogenetische Strahlung. In Popp, F. A.: *Biologie des Lichtes, Grundlagen der ultraschwachen Zellstrahlung* (34). Parey-Verlag, Berlin und Heidelberg, 1984.

Hafstrom I. et al.: Effects of fasting on disease activity. Neutrophil function, fatty acid composition, and leukotriene biosynthesis in patients with rheumatoid arthritis. *Arthritis-Rheum.*, May, Vol. 31 (5), 585, 1988. ISSN 0004-3591.

Hare D. C.: A therapeutic trial of a raw vegetable diet in chronic rheumatic conditions. Proceed, of the Royal Soc. of Med. Longmans, Green, London, 30. Band. *Sct of therapeutics and pharmacology*, 1–10, 1936.

Haugen M. A. et al: The influence of fast and vegetarian diet on parameters of nutritional status in patients with rheumatoid arthritis. *Clin. Rheumatology 1993 mar. Vol. 12 (1)*, 62. ISSN 0770-3198.

Haugen M. et al: Diet and disease symptoms in rheumatic disease. Results of a questionnaire based survey with 742 patients. *Clinical Rheumatology 1991 Dec. Vol. 10 (4)*, 401. ISSN 0770-3198.

Heine H. (1988) in Pischinger A.: *Das System der Grundregulation* (48). Haug-Verlag, Heidelberg, 1990.

Heine H. und Schaeg G.: Informationssteuerung in der vegetativen Peripherie. *Z. f. Hautkr* 54 (1979), 590.

Heine H.: Der Extrazellulärraum – eine vernachlässigte Dimension der Tumorforschung. *Krebsgeschehen* 17 (1985), 124.

Heine H.: Die Grundregulation aus neuer Sicht. *AeZtg.f. Naturheilverfahren 28* (1987), 909.

Heine H.: Weitreichende Wechselwirkung als Grundlage der Homoeostase – funktionelle Aspekte der Neuraltherapie. *AeZtg f. Naturheilverfahren 28* (1987), 915.

Heine, H.: Der Weg zur Grundregulation. Zaen Plus GmbH-Verlag, Freudenstadt, 1911.

Hildebrandt G. et al.: *Chronobiologie der Naturheilkunde*. Haug-Verlag, Heidelberg, 1992.

Hoff. F.: Behandlung des Gelenkrheumatismus. *Dtsch. med. Wochenschr: 68. Jg. N3. 39*, 958, 1942.

Hopfer F.: Neuraltherapie der Herderkrankungen. *Ztschr. f. „Therapie"*. 1965.

Hopfer F.: persönliche Mitteilung, 1992.

Huneke F.: *Das Sekundenphänomen*, 3. Auflage. Haug-Verlag, Heidelberg, 1970.

Huneke F.: *Das Sekundenphänomen*, 5. Aufl. 1983. Haug-Verlag, Heidelberg.

Kasnachajew in Jezowska-Trzebiatowska et al.: *Photon emission from biological systems, proceedings of the first international symposium Wroclaw, Poland Jan. 1986.* PEBS, World Scientific Singapore, New Jersey Hong Kong, 1987. ISBN 9971-50-151-1 U. S. A.: World Scientific Publ. Teaneck.

Kieldsen-Kragh J. et al.: Diet therapy in rheumatoid arthritis. *Lancet 1992, jan 4 339 (8784)*, 68. ISSN 0023-7507.

Kieldsen-Kragh J. et al.: Controlled trial of fasting and one-year vegetarian diet in rheumatoid arthritis. *Lancet 1991, Oct. 12, Vol. 338 (8772)*, 899 ISSN 0023-7507.

Kollenbach D.: *Maximilian Oskar Bircher-Benner, Krankheitslehre und Diätetik*. Dissertation, 1974, Institut für Geschichte der Medizin der Universität Köln.

König G. und Wancura I. *Neue chinesische Akupunktur*. Verlag Wilhelm Maudrich, Wien, München, Bern, 1989.

Kremer J. M. et al.: Dietary fish oil and olive oil supplementation in patients with rheumatoid arthritis. Clinical and immunolical effects. *Arthritis-Rheum 1990 Jun. Vol. 33 (6)*, 810. ISSN 0004-3591.

Kremer J. M. et al.: Studies to dietary supplementation with omega 3 fatty acids in patients with rheumatoid arthritis. *World-Review-Nutr-Diet 1991 Vol. 66*, 367. ISSN 0084-2230 27.

Kunz A.: *Stoffwechseluntersuchungen bei Bircher-Kost. Ergebnisse der physikalisch-diätetischen Therapie*, Bd 3, 315. Arbeitsgemeinschaft medizinischer Verlage GMBH, Verlag Th. Steinkopf, Dresden und Leipzig, 1948.

Liechti-von Brasch D. et al.: Die klinische Bedeutung der Frischkost. *Ztschtft Hippokrates Heft 22*, 1956.

Liechti-von Brasch D. et al.: 70 Jahre Erfahrungsgut der Bircher-Benner Ordungstherapie. *Erfahrungsheilkunde Haug. Vol. 19 1970 Heft 6/7/8*, S. 181.

Liechti-von Brasch D.: Rohkostwirkungen. *Diaita, Ztschr. f. Erfahrungsheilkunde 12/79 D I.*

Michailova L. P. et al.: Die Übertragung der Hepatitis B durch Photonen. In Popp, F. A.: *Biologie des Lichts* (39), Parey-Verlag, Berlin und Heidelberg. 1984.

Nielssen G. L. et al.: The effect of diatary supplementation with omega – 3 unsatturated fatty acids in patients with rheumatoid arthritis: a randomized, double blind trial. *Eur. Journ. Clin. Invest 1992, oct. vol. 22 (10)*, 687. ISSN 0014-2972.

Palmblad J. et al.: Antirheumatic effects of fasting. *Rheum-Dis-Clin-North-Am 1991 May, Vol. 17 (2)*, 351. ISSN 0889-857X 41 Refs.

Perger F. et al.: Zur Frage der subsymptomatischen Schwermetallbelastung beim Menschen (Pb, Zn, Hg). *Erfahrungsheilkunde* 35, 316, 1986.

Perger F.: Chronische Entzündung und Carcinom aus der Sicht des Grundsystems. *Wien med. Wochenschr. 128*, 31, 1978.

Perger F.: Die Bedeutung der Grundregulation. Die therapeutischen Konsequenzen der Grundregulation. *Erfahrungsheilkunde XXI H, 9/11*, 261–350, 1972.

Perger F.: Fragen der Herderkrankung. *D. Zahnärztekal.* 1988, 23–38. Verlag C. Hauser, München, 1988.

Perger F.: In Pischinger A.: *Das System der Grundregulation* (226). Haug-Verlag, Heidelberg, 1990.

Perger F.: Sinn und Unsinn der Herdsanierung bei Erkrankungen des rheumatischen Formenkreises. *Rheuma 4, 1*, 1981.

Pischinger A.: *Das System der Grundregulation. Grundlagen für eine ganzheitsbiologische Theorie der Medizin* (1990), Haug-Verlag, Heidelberg.

Popp F. A.: *Biologie des Lichts. Grundlagen der ultraschwachen Zellstrahlung.* Paul Parey-Verlag, Berlin und Hamburg, 1984.

Prigogine Y. et al: Dialog mit der Natur, Neue Wege naturwissenschaftlichen Denkens: *Piper, 11. Aufl.2011, ISBN 3-492-11181-5*.

Ritter M. M. et al.: Effects of a vegetarian lifestile on health. *Fortschritt-Med. 1995 Jun 10 Vol. 113 (16)*, 239. ISSN 0015-8178.

Robinson D. R. et al.: Rheumatoid arthritis and inflammatory mediators. WorldReview-Nutr-Diet 1991 Vol. 66, 44. ISSN 0084-2230 4 Refs.

Seignalet J. et al.: Preliminary results of a wheat-free and milk-free diet in rheumatoid arthritis. *Presse-Med 1989 Nov. 25 Vol 18 (39)*, 1931. ISSN 0755-4982.

Seignalet J.: Diet, fasting and rheumatoid arthritis. *Lancet 1992 jan 4 vol. 339 (8784)*, 68. ISSN 0023-7507.

Skoldstam L. et al.: Fasting, intestinal permeability, and rheumatoid arthritis. *Rheumat-Dis-Clin-North-Am 1991 May, Vol. 17 (2)*, 363. ISSN 0889-857X 51 Refs.

Skoldstam L.: Fasting and vegan diet in rheumatoid arthritis. *Scand-J-Rheumatol 1986 Vol 15 (2)*, 219. ISSN 0300-9742.

Sperling R. I.: Diet therapy in rheumatoid arthritis. *Curr-Opin-Rheumatol 1989 Jun Vol. 1 (1)*, 33. ISSN 1040-8711 9 Refs.

Tulleken J. E. et al.: Vitamin E status during dietary fish-oil supplementation in rheumatoid arthritis. *Arthritis Rheum 1990 Sep. Vol. 33 (9)*, 1416. ISSN 0004-3591.

Van der Laar M. A. et al.: Food intolerance in rheumatoid arthritis I. A double blind controlled trial of the clinical effects of elimination of milk allergens and azo dyes. *Ann-Rheuniat-Disease 1992, Mar. Vol. 51 (3)*, 293–302. ISSN 0003-4967.

Von Noorden C.: *Alte und neuzeitliche Ernährungsfragen unter Mitberücksichtigung wirtschaftlicher Gesichtspunkte.* Springer-Verlag, Wien, Berlin, 1931.

Von Noorden C.: Die Bedeutung der Rohkost für die Ernährung des gesunden und kranken Menschen. *Deutsche med. Wochenschrift 57. Jg. Nr. 38*, 1626. 1931.

Von Noorden C.: Über Obstkuren und über Rohkosttherapie. *Ztschr. Therapie der Gegenwart, 69. Jg. und 30. Jg.*, 189. 1928.

Walton A. J. et al.: Dietary fish-oil and the observation of symptoms in patients with systemic Lupus erythematosus. *Ann-Rheumat-Disease 1991, Jul Vol. 50 (7)*, 463–466. ISSN 003-4967.

Wilhelmi G.: Potential effects of nutrition including additives on healthy and arthrotic joints. *Zeitschr. f. Rheumatologie, 1993, Mai/Juni, Vol. 52*, 174. ISSN 0340-1855 65.

Wölfel A.: Diätetik in der Rheumatologie erfordert Mitarbeit des Kranken. *Natura-Med. 11/89 Neckarsulm*, 1989.

Yamamoto T.: *Neue Schädelakupunktur*, YNSA, Chun-Jo-Verlag, Freiburg i. Br. 1993.

Zimmermann W.: Diätetische Aspekte für die Praxis. *Ztschr. f. Allgemeinmed. 47. Jg. Nr. 12*, 643. 1971.

Sachregister

ACTH	10	Entropiegesetz	34	Juvenile chronische	
Aktivitäts- und Ruhephasen	35	Ernährungszustand	25	Arthritis (JCA)	29
Akupunktur	11, 48	Erschöpfung	37	Juvenile rheumatische	
Amalgam	23, 36			Arthritis	25
Amethopterin	52	Fango	41		
Amyloidose	28	Fasten	24	Kalorienrechnung	33
Aortenklappe	28	Fäulniskeime	37	Knorpelextrakte	53
Arthrismus	27	Feldenkrais	57	Kohärenz	34
Arthritis urica	31	Felty-Syndrom	28	Kohlwickel	40
Arthrose	**23, 32**	Ferritin	25	**Kollagenosen**	**29**
Atemschulung	57	Fettsäuren	56	Komplementsystem	30
Ausleitung	37	Fibromyalgie	25	Konnektivitiden	29
Äussere Einreibung	44	**Fibromylgiesyndrom**	**31**	Körperbewegung	56
Autogenes Training	57	Fibrositis-Syndrom	31	Körpermasse-Index	25
		Fischöl	23	Kupfer	25
Bambusstab	28				
Bandscheibenoperationen	53	Galvanische Bäder	40	Laserschwelle	34
Behcet-Syndrom	29	Geistig-seelische Ausrich-		Leaky-gut Syndrome	38
Bewegungstherapie	38	tung	57	Leinölkur	57
Blutsenkungsreaktion	25	Gesättigte Fettsäuren	23	Lendenguß nach Kneipp	42
		Gicht	**31**	Leukotriene B 4	24
Chiropraktik	**48**	Goldbehandlung	52	Leukotrienen	10
Chlorophyll	35	Grundsubstanz	10	Leukozytose	37
Cholesterin	23	Grundsystem	13, 22	Lichtakkumulation im	
Chondrocalzinose	**31**			Zellgewebe	33
Chronische Polyarthritis	27	Haltungsmuskeln	39	Lichtakkumulation	34
Colitis ulcerosa	29	Hämoglobin	25	Lichtakkumulatoren	35
Cortison	10, 52	Harnsäurekristalle	31	Linolensäure	23
C-reaktives Protein	25	Heildiät	54	Luftbad	56
		Heilerde	41	Lupus erythematodes	24
Dampfkompresse nach		Heilkrise	23	**Lupus erythematosus**	**29**
Kneipp	42	Heilungskrise	58		
Darmflora	38	Herzklappen	32	**Manualtherapie**	**39, 48**
Darmherde	22	Heublumen	41	**Medikamentöse Behandlung**	**50**
Darmsymbiose	38	Histamin	10	Mesenchym	10
Depression	37	Hochungesättigte Öle	24	Milchprodukte	24
Dermatomyositis	**30**	Homöopathische Therapie	45	Molekularsieb	12
Diätstufe I	58	Hormonsystem	13	Mononeuritis multiplex	30
Diätstufe II	60	Hormonwerte	35	Moorbad	43
Diätstufe III	62	**Hydrotherapie**	**39**	Morbus Bechterew	25
Diätstufe IV	64	Hyperglykämie	23	Morbus Crohn	29
Dissipative Strukturen	34			Morbus Raynaud	24
DMSA, DMPS	37	Ilioskralgelenke	28	Morgensteife	25
DNA-Spirale	33	Infektherde	36	Mundherde	22
D-Penicillamin	52	Infektionsbehandlung	45	Muskelspannung	12
		Infektiöse Arthritiden	**31**	Muttermilch	34
Elektrisches Potential	12	Informationsfluss	13		
Elektroenzephalogramm	34	Interferon	13	Nackenguss nach Kneipp	42
Elektrolyte	12	Interleukin I	24	Nahrungsallergien	23
Enterohepatischer Kreislauf	38	Interleukin	13	**Neuraltherapie nach Huneke**	**49**

Neuromuskuläre Technik der Oberflächenantigen HLA B-27	28	Prostaglandine	9, 13	Sonnenlicht	34
		Protease	13	Spondylarthritis ankylosans	28
		Proteaseinhibitoren	13	Spondylarthritis	25
Oberflächenantigen HLA-DR	27	Proteoglykane	12	Stangerbad	40
		Psoriasisarthritis	25, 28	Streptokokken	23, 32
				Synovia	11
Omega 6	23	Quarkwickel	40		
Omega-3	23	Quecksilber	36	Tai Chi	57
Operative Behandlung	**53**			Therapeutisches Malen	57
Ordnung der Mahlzeiten	35	Regenbogenhaut	28	Thermodynamisches Gleich-	
Ordnungstherapie	13, 22	Reiter-Syndrom	28	gewicht	34
Osteoarthritis	23, 25, 27	Resonatorgüte	33	TNF-Inhibitoren	52
		Rheumafaktoren	28	Trennkost	35
Osteopathie	**48**	Rheumaknoten	27	Tuberkulose	31
Osteoporose	52	Rheumatische Arthritis	24		
		Rheumatisches Fieber	**32**	Vaskulitis	28, 52
Palladium	37	Rheumatoide Arthritis	25	Verdauungsleukozytose	37
Panarteriitis nodosa (PAN)	**30**	Ritchie Index	24	Vierzellenbad	40
Parathormon	10	Rohsaftdiät	58		
Pflanzliche Heilmittel bei Rheuma	43	Salicylsäure	9	Wachstumsfaktor EGF 1	25
				Wasseranwendungen	40, 56
Pflanzliche Schmerzmittel	44	Schlaf- und Traumphasen	36	Wassertreten	56
Photonenspeicherung der Zellgewebe	33	Schlafstörungen	56	Weiches Bindegewebe	10
		Schwerbelastungen	36	Weichteilrheumatismus	31
Photosynthese	34	Schwingungen des Sonnen- lichts	34	Weizen	24
Physiotherapie	38				
Polyarthritis	22	Seropositive Polyarthritis	28	Zink	25
Polymyalgia rheumatica	**30**	Serumalbumin	25	Zircadiane Rhythmizität	35
Polymyositis	30	Sjögren-Syndrom	28	Zweiter Hauptsatz der Thermodynamik	33, 34
Progressive systemische Sklerose (PSS)	**30**	**Skelodermie**	**30**		
		Sonnenbäder	56	Zytokin	52

ZENTRUM FÜR EINE WISSENSCHAFTLICHE NATURHEILKUNDE

Aus allen Ländern kommen Menschen und suchen Genesung am Medizinischen Zentrum Bircher-Benner.

Hier werden Sie als einzigartige Persönlichkeit geschätzt, angehört und verstanden, hier sind Menschlichkeit und Würde wichtig und der ärztliche Auftrag wird zur vornehmen Aufgabe.

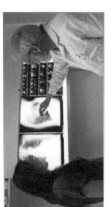

Zentral ist die Suche nach den wahren Krankheitsursachen und die Einbindung Ihrer Selbstheilkräfte im Heilungsprozess.

Medizinisches Zentrum für eine wissenschaftliche Naturheilkunde

Unsere vegetabile Frischkostdiät führt zur raschen Umstellung des Stoffwechsels, die natürlichen regulativen Therapien haben wo immer möglich Vorrang.

Die Atmosphäre und die grosse lebendige Tradition des Bircher-Benner-Zentrums, wo Neuheit und Modernität sich mit jahrzehntelanger Erfahrung verbinden, tragen bei zu Ihrer Heilung.

Die Ärzte und Therapeuten behandeln Sie ganz persönlich und haben, wo dies sinnvoll ist, alle Einrichtungen eines modernen Zentrums zur Verfügung.

Gerade dank der Ergänzung der traditionellen Medizin durch die naturheilkundige regulative Diagnostik und Therapie ist es oft möglich, auch da eine Heilung einzuleiten, wo die üblichen Therapien versagt haben.

Im Medizinischen Zentrum können Sie verschnaufen und abschalten und erfahren eine tiefgreifende Regeneration der Lebenskräfte.

ZENTRUM BIRCHER-BENNER
CH - 8784 Braunwald

Tel: +41 (0)21 801 60 04
Fax: +41 (0)55 643 16 93
info@bircher-benner.com
www.bircher-benner.com

Indikationen: alle inneren Krankheiten, Migräne, Tinnitus, Neuralgie und andere Schmerzzustände, Fibromyalgie, Arthritis und Arthrose, Kollagenosen, Leber-, Gallen- und Magen-Darmkrankheiten, Stoffwechselkrankheiten und Diabetes, Herz- und Kreislaufkrankheiten, Nieren- und Prostatakrankheiten, Frauenkrankheiten, Allergien, Hautkrankheiten, Rekonvaleszenz, Erschöpfung, depressive Zustände und Ängste, klimakterische, hormonelle und Gewichtsprobleme.

Stichwortregister

Ajurveda	64
Akupunkturpunkte	11, 48
Amalgam	36
Amalgamallergie	47
Amyloidose	28
Angst	59
Arteriitis temporalis Horton	31
Austauschtabelle für tierische Produkte	64
Bandscheibenschäden	53
Behcet-Syndrom	29
„blood sludge"	54
Brotverlangen	60
Bursitis	41
C-reaktives Protein	25
chaotische Energie	33
Cholesterin	23
Chondrocalzinose	31
Colitis ulcerosa	29
CREST-Syndrom	30
Darmflora	38
Dentinkanälchen	11
Depression	37, 59
Dissipative Strukturen	34
elektrisches Potential	12
enterohepatischer Kreislauf	38
extrazelluläres Regulationssystem	10
Fasten	22
Felty-Syndrom	28
Fettsäuren	23
Fibromyalgiesyndrom	44
„Fiessinger-Leroy-Reiter-Syndrom"	28
Fokalherd	48
Gelenkschnappen	38
gesättigte Fettsäuren	23
Gewichtsverlust	59
Gichtanfall	43
glutenfreie, vegane Diät	24
Grundsubstanz des weichen Bindegewebes	10
Grundsystem	22
Harnflut	59
Hartspann	42
Haversche und Volkmannsche Kanälchen	11
Heilkrise	23, 55, 58
Histamin	10
HLAB – 27	28
immaterielle Arzneimittelwirkung	45
Informationsenergie	12
Informationsübertragung in biolog. Systemen	33
Interferone	13
Interleukine	13
Kohärenz	34
Leinölkur	57
Leukotrienen	10
Lichtakkumulation der Pflanzengewebe	33
Lumbago	42
Lupus erythematosus	29
Menopause	27, 31
Mesenchym	10
Mobilisation mit Impuls	48
Molekularsieb	12
Mononeuritis multiplex	30
Morbus Crohn	29
Morphium der Naturheilkunde	41
Muskelrelax aus pflanzlich tierisches Eiweiß	44
Myogelosen	39
Narbenschmerzen	53
Neuraltherapie	49
neuromuskuläre Technik	39
Omega 3 – Fettsäuren	23
Omega 6 – Fettsäuren	23
Ordnungstherapie	13, 22, 53
Osteopathie	48
Parathormon	10
Periarthropathia humerso-capularis	31
Prostaglandine	9, 13
Proteaseinhibitoren	13
Proteasen	13
Proteoglykane	12
Psoriasiarthritis	25
Psoriasis	29
Quecksilber	36, 37
Randleisten	32
Raynaud-Phänomen	30
Reaktionsblockade	36
„Reiter-Syndrom"	28
Resonatorgüte	33
reticuläres Gewebe	11
Rheumaknoten	27, 32
Ritchie Index	24
Salzgelüste	60
Säure – Basengehalt	12
Segmenttherapie	49
Sehnenscheidenentzündung	31, 41
Sekundenphänomen	50
seronegative chronische Polyarthritis	27
„Sjörgren-Syndrom"	28
Spezifisch-dynamische Verschleißwärme	60
Still-Syndrom	29
Störfeld	48, 49
Störfeldtherapie	49
Streptokokken	32
Süßgelüste	60
Synovia	11
Tennisellbogen	31
Therapie der Erkältungen	44
tierisches Eiweiß	24
Trennkost	35
Tuberkulose	31
Tumornekrosefaktor	52
Überwärmungsbad	44
ultraschwache Lichtstrahlung	33

Ursache der			Wachstumsfaktor		Zahnherde		36
Rheumakrankheit		46	(EGF 1)	25	zweite Boten		13
			Weizen	62	zweiter Hauptsatz		
Vaskulitis		28, 29	Wetterempfindlichkeit	42	der Thermodynamik		33
Verdauungsleukozytose		37	Wirkung	60			
Vitamin E		24					